e ポートフォリオ
－医療教育での意義と利用法－

目 次

はじめに 今，なぜ e ポートフォリオ？

田邊　政裕　　iv - viii

Ⅰ　理論編

Ⅰ-1　医学教育における e ラーニングの概要

大西　弘高　　3-21

Ⅰ-2　ポートフォリオの教育・学習理論的背景

高橋　平徳　　22-39

Ⅰ-3　ポートフォリオ評価法－教育・社会的背景と課題－

前田　崇　　40-56

Ⅱ　実証研究のレビュー編

Ⅱ　実証研究のレビュー

伊藤　彰一　　59-73

Ⅲ　実践編

Ⅲ-1　医学教育における海外の e ポートフォリオの動向
　　　　─イギリス，オランダ，アメリカを事例として─

岡田　聡志　　77-95

Ⅲ-2　国内の動向と事例
　　Ⅲ-2-1　千葉大学医学部における e ポートフォリオの運用と実際

　　　　　　　　　　　　　　　　岡田　聡志　　　97-105

　　Ⅲ-2-2　薬学部の場合

　　　　　　　　　櫻田　大也，小嶋　文良，佐藤　信範　　　106-113

　　Ⅲ-2-3　千葉大学専門職連携教育 (IPE) における e-learning と
　　　　　　e-portfolio の利用

　　　　　　　　　　　　　　　　朝比奈 真由美　　　114-120

　　Ⅲ-2-4　昭和大学のチーム医療教育と e ポートフォリオの活用

　　　　　　　　　　　　　　　　片岡　竜太　　　121-131

　　Ⅲ-2-5　看護師卒後教育における e ポートフォリオの導入

　　　　　　　　　　　　　　　　松田　美智代　　　132-142

まとめ

課題と展望　　　　　　　　　　　　　　田邊　政裕　　　143-144

索引

145-149

はじめに

－今，なぜ e ポートフォリオ？－

田邊 政裕

■ 背　景

　2023 年以降，アメリカ以外の大学医学部，医科大学を卒業しアメリカで研修しようとする者は，WFME（World Federation for Medical Education）などの国際的基準で認証された医育機関の卒業生であることを受験要件とする方針を ECFMG（Educational Commission for Foreign Medical Graduate）が 2010 年に公表した．わが国には医学教育に特化した国際基準の分野別認証制度がなかったため，全国医学部長病院長会議が医学教育質保証検討委員会を設置し，分野別認証制度設立へ動き出した．WFME のグローバルスタンダード（2012 年版）に準拠して作成された医学教育分野別評価基準日本版（評価基準）[1]に基づく認証評価のトライアルが 2013 年 12 月から開始された．東京医科歯科大学を主幹とする文部科学省の大学改革推進事業に参加する 5 大学（東京医科歯科大学，新潟大学，慈恵会医科大学，千葉大学，東京大学）での認証評価（トライアル）が終了し，2015 年度には 6 国公立大学が受審した．

　評価基準には，領域 1. 使命と教育成果の 1.4 教育成果に「卒前教育として達成すべき基本的知識・技能・態度」（基本的水準 1.4.1）が掲げられている．この教育成果には「生涯学習を行う能力，および医師の様々な役割と関連した専門職としての意識（プロフェッショナリズム）を含む」ことが明記されている．領域 2. 教育プログラムの 2.1 カリキュラムモデルと教育方法には「学生の生涯学習への準備を整えるカリキュラムを持たなくてはならない」（基本的水準 2.1.3）とある．さらに領域 3. 学生評価の 3.1 評価方法には「知識，技能および態度を含む評価を確実に実施しなくてはならない」（基本的水準 3.4.2）とされている．認証評価の受審に際して，各大学は生涯学習能力およびプロフェッショナリズムの教育成果を明示すると共にその教育と「評価を確実に実施」することが求められる．

　生涯学習能力やプロフェッショナリズムをいかに教育，評価するか．これらの能力は主要 3 領域（領域 1, 2, 3）すべてで基本的水準（達成していなくてはならない水準）の評価基準として設定されていることからも分かるように，医学教育の重要な領域となっている．この傾向は医師育成に留まらず，医療，介護を担うすべての医療専門職教育に共通する．その教育・評価手法としてポートフォリオの有用性が報告されており[2,3,4]，医学教育，卒

後研修，専門研修，生涯教育へと続く医師，医療専門職育成を担う医育機関はその導入と実践を図ることが喫緊の課題である．

■ ポートフォリオの役割

●評価

　医療者教育において，生涯学習能力やプロフェッショナリズムは時間軸に沿って継続的に能力の向上やコンピテンシーの達成を評価しなければならない．コース終了時にコンピテンシーの達成度を評価できる筆記試験やOSCEなどと異なり，ポートフォリオはコンピテンシーを長期にわたって継続的に評価することができる．

　ポートフォリオ評価に際しては，以下の5つの観点を踏まえて評価システムを構築すべきである[5]．

What should be assessed?
How should it be assessed?
Why should it be assessed?
When should it be assessed?
Who should carry out the assessment?

　ポートフォリオ評価を紙（資料）の寄せ集めに終わらせないためには何を評価するのか（What should be assessed?）の何（What）を明確にすることが重要である．それは教育のアウトカムとして達成されるコンピテンシーであり，コンピテンシーごとにその達成度を示すevidenceをポートフォリオに収載することで，コンピテンシー評価におけるポートフォリオの有用性を発揮できる．コンピテンシー評価ではMillerのピラミッド[6]のDoesレベルでの評価が不可欠であり，workplace-based assessment（WBA）が適している．臨床実習での学生の自己評価（self-assessment），相互評価（peer assessment），学習経験・成果（ログブック，ケースレポート，臨床データ，研究レポート）に加えてmini-CEX，DOPS，360度評価などのWBA[7,8,9]の結果（evidence）をポートフォリオに収載し，まとめて評点する（portfolio-as-a-whole）ことで評価の信頼性は向上する[10,11]．

●教育・学習

　学習経験・成果や評価結果をポートフォリオに収載し，それらに基づく省察（reflection）によりKolbの経験的学習[12]のサイクルを稼働させることができる．学習者は実践したことを振り返り，達成できたこと，できなかったことを分析して改善の方策を考察し，より有効な学習に繋げることができる[10]．ポートフォリオを利用して学習者は自己の発達につ

いて省察し，さらなる向上のための学習ニーズを明確にして，その解決に向けて学習プランを立てることで自律的学習を実践し，生涯学習能力を涵養することができる．このような学習はポートフォリオを介した学習者とメンターとの相互作用により促進される．ポートフォリオを利用する学習では，メンター，コーチ，チューターなどのファシリテイターの役割が欠かせない[13]．

●自己記録の展示と格納

　評価，教育・学習とも関連するが，ポートフォリオには専門性の育成や自己の成長の過程で達成された自身のベストワークをショーケースとして展示することができる[14]．ポートフォリオの所有者は自分の業績を収集してポートフォリオに格納する．その中から就職活動など目的に合うように作品をレイアウトすることによって様々なショーケースを作成できる．一般に他者と情報を共有する点が評価や教育・学習のためのポートフォリオとは異なる．

■ e ポートフォリオ

　e ラーニングの普及と相まってポートフォリオも成果物をファイルに綴じる「紙ばさみ」からデータを電子的に蓄積する e ポートフォリオが普及してきた[15, 16, 17]．e ポートフォリオの利点としては下記のような点が考えられる[10, 18]．

- ハイパーリンク機能により評価や省察に必要な詳細情報にアクセスできる．見出しと関連する情報にリンクすることでメンターや評価者は見出しごとに学習者の成果を閲覧することができる．
- 「紙ばさみ」と異なりもち運びの必要がなく，いつでもどこでも閲覧が可能であり，評価や省察の機会が増加する．
- 紛失や劣化によって利用できなくなる危険性がない．
- 容易に最新の内容に更新でき，ショーケースとしてのベストワークを編集，作成，展示できる．
- 卒前医学教育，卒後研修，専門研修，生涯教育と継続して長期に利用できることで学習者の発達過程が記録され，評価や省察に利用することができる．
- 関連するソフトウェア，ハードウェアを利用することで学習者と教員のみの閲覧可能状態を設定できる．
- テキストデータだけでなく，画像，音声，動画などマルチメディアデータを利用することができる．

eポートフォリオの利点はこのように種々挙げられるが，その特徴を生かして全学的に普及し活用されている医育機関は多くない．医療者教育におけるeポートフォリオの主な役割は学習や成長のエビデンスを集積して学生を評価し，省察を介して自律的学習を促進させることにある．このような役割を踏まえてeポートフォリオを効果的に活用するためには，学生と教員が学習・教育活動の中で主体的にeポートフォリオを教育・学習ツールとして活用できる仕組みの構築が不可欠である[18]．トップダウンで導入するのではなく，現場の学生，教員が授業や学習の中でeポートフォリオの有用性を実感し，その利用と応用に積極的に取り組むようなボトムアップの体制の構築が求められる．

■ 文　献

1　医学教育分野別評価基準日本版（V1.20）2015 年 3 月 14 日アクセス
http://jsme.umin.ac.jp/ann/WFME-GS-JAPAN_2012_v1_2-3.pdf

2　Driessen EW, van Tartwijk J, van der Vleuten CPM et al. Portfolios in medical education: Why do they meet mixed success? A systematic review. *Med Educ* 2007b; 41:1224-1233.

3　Buckley S, Coleman J, Davison I et al. The educational effects of portfolios on undergraduate student learning: A Best Evidence Medical Education systematic review. BEME Guide No 11. *Med Teach* 2009; 31:282-298.

4　Tochel C, Hesketh A, Cadzow A et al. The effectiveness of portfolios for post-graduate assessment and education: BEME Guide No 12 *Med Teach* 31:299-318.

5　Harden RM. How to assess students: An overview. *Med Teach* 1979; 2009 1: 65-70.

6　Miller GE. The assessment of clinical skills/ competence/ performance. *Acad Med* 1990; 65: S63-S67.

7　Wilkinson JR, Crossley JGM, Wragg A, et al. Implementing workplace-based assessment across the medical specialties in the United Kingdom. *Med Educ* 2008; 42: 364-373.

8　McGaghie WC, Butter J, Kaye M. Observational Assessment. In Downing SM, Yudkowsky R, eds, Assessment in Health Professions Education. Routledge 2009; 8: 185-215.

9　Mitchell C, Bhat S, Herbert A, et al. Workplace-based assessments in Foundation Programme training: do trainees in difficulty use them differently? *Med Educ* 2013; 47: 292-300 .

10　van Tartwijk J, Driessen EW. Portfolios for assessment and learning: AMEE Guide no.45. *Med Teach* 2009; 31: 790-801.

11　Tekian A, Yudkowsky R. 12 Assessment Portfolios, In Downing SM, Yudkowsky R, eds, Assessment in Health Professions Education. Routledge 2009; 287-304.

12　Kolb,D. Experiential learning: Experience as a source of learning and development.

Englewood Cliffs, NJ: Prentice Hall. 1984.

13 van Schaik S, Plant J, O'Sullivan P. Promoting self-directed learning through portfolios in undergraduate medical education: The mentors' perspective. *Med Teach* 201335: 139-144.

14 ジャニス・A・スミス．ポートフォリオ総論―海外の活用から，小川賀代，小村道昭編，大学力を高めるeポートフォリオ．エビデンスに基づく教育の質保証をめざして．東京電機大学出版局，東京，2012：2-23.

15 Lawson M, Nestel D, Jolly B. An e-portfolio in health professional education. *Med Educ* 2004; 38: 569-570.

16 Woodword H, Nanlohy P. Digital portfolio: Fact or fashion Assess Eval Higher Educ 2004; 29: 227-238

17 Driessen EW, Muijtjens AMM,van Tartwijk J, et al. Web-or paper-based portfolios: Is there a difference? *Med Educ* 2007a; 41: 1067-1073.

18 森本康彦．eポートフォリオの普及，小川賀代，小村道昭編，大学力を高めるeポートフォリオ，エビデンスに基づく教育の質保証をめざして，東京電機大学出版局，東京，2012：24-41.

I 理論編

I-1 医学教育における e ラーニングの概要

eラーニング（e-learning, electronic learning）とは，電子機器や情報技術を用いた学習の意味である[1]．使用する機器として，コンピュータ，携帯電話，スマートフォン，CD-ROM，DVD-ROM，テレビジョン（TV）などが挙げられる．

本稿では，医学教育におけるeラーニングの概要について背景を含めて述べ，医療教育のeポートフォリオに関する議論の前段としたい．

■ 1. 情報環境の大まかな変遷

1950年代以降，コンピュータは人間の生活を一変させる発明となった[2]．一般的に現在使われているコンピュータは，プログラム内蔵方式のノイマン型と呼ばれるもので，演算装置，制御装置，記憶装置，入出力装置を相互に接続し，電気の on/off によって二進法の信号をやり取りすることで，演算を行う．コンピュータにおける命令は，徐々に理解しやすいプログラミング言語の利用へと進化し，プログラム開発がより容易になると共に，徐々に複雑なプログラムが開発されるに至った．

1970年半ば以降，一般消費者向けにマイクロコンピュータ（いわゆるマイコン）が販売されるようになり，コンピュータを動作させるための基本ソフトとして，各種オペレーティング・システム[3]（Operating system [OS]．例えば以前の MS-DOS，現在の Windows や Mac OS など）が普及していった．また，1980年代以降ノート型パーソナルコンピュータ（パソコン）が販売され始めると，ワードプロセッサー，ゲームなどの利用法が広がるなど，パソコンを各自の個性で使い分ける時代が始まっていった．

1980年代後半には，電話回線を通じたパソコン通信により，地理的に離れた会員同士が自由に文字情報を交換できる時代が始まった[4]．90年代に入り，インターネットプロバイダによる一般消費者向けのサービス，world wide web（WWW，以下，Web）の発表，各種ウェブブラウザの公開が始まると，情報のやり取りは一気に加速した．さらに，電子メール（以下，eメール）の交換は，情報交換の手法として多くの人が利用するようになり，HTML（hypertext markup language）で作成したウェブページのアップロードにチャレンジする人も出始めた．

その後のインターネット，コンピュータを取り巻く状況は，多岐にわたって発達を続けている．例えば，ハードウェアはますます演算装置の処理速度が高まり，画面解像度の高いディスプレイが用いられるようになってきた．記憶装置は，ハードディスクドライブの容量が増えると共に，転送速度が速くなってきた．これらにより，コンピュータはますます誰にでも使いやすいものとなり，仕事に欠かせないものの1つとなりつつある．

さらに，2007年のiPhone発売は，これまでの携帯電話の概念を変える画期的な変革を起こした．携帯電話として遠く離れた人と話ができるだけでなく，携帯電話回線を通じたインターネットでの情報のやり取りが可能となったため，いつでもどこでもインターネットによって他の人とつながることが容易となり，ユビキタス[a]時代と呼ばれるに至った．1年後にはAndroid端末も発売され，これらはスマートフォン（スマホ）と称されるようになった．

スマホは，非常に様々な機能を兼ね備えている．写真撮影や録画が容易となり，さらに写真や動画を電子的に共有することもますます手軽になりつつある．このような技術は，ブログ（ウェブ上のログ＝ウェブログ［weblog］の略）やSNS（social networking service）において各自が自分の体験，考えを他の人達と共有しやすくしており，若者たちを中心にそのような情報交換なしに日々の生活が楽しめないという状況も生まれつつある．

このように，コンピュータやスマホは，現代人の生活には不可欠なものであると言える．その特性を際立たせているのは，情報交換の双方向性であると思われる．例えば，通常のTV，CDやDVDから，情報を受け取ることはできても，これらを通じて誰かとやり取りすることはできない（TVのデジタル放送で，赤黄青緑のボタンをresponse analyzerのように使えるのが関の山である）．2010年代以降の情報機器の特徴は，離れた空間にいる者同士がユビキタスな情報のやり取りをし，互いの気持ちまでを推し量ることができるのが2010年代以降の情報機器であると考えるべきである．

■ 2. 柔軟型・分散型学習

1）柔軟型・分散型学習の定義

柔軟型・分散型学習（flexible and distributed learning）とは，遠隔教育（distance learning, distant learning），通信教育（correspondence course），eラーニング（electronic learning）などを含めた上位概念である[5]．ブレンド型学習（blended learning）は，教育

---

[a] ubiquitousという語は，偏在する，随所で見聞きするといった意味から，誰もがいつでもどこでも情報ネットワークにアクセスできるという意味へと派生して用いられている．

プログラムを一部，あるいは全体的にオンライン配信し，いつ，どこで，どのような順序で学んでもよい，すなわち対面式学習とeラーニングとを自由に配置できる教育プログラムであり，やはり柔軟型・分散型学習の一種である．同様の用語として，hybrid learning, technology-mediated instruction, web-enhanced instruction, mixed-mode instruction も挙げられるが，blended learning が最も一般的であろう．

2）通信教育・遠隔教育

最も古い記録は，1833 年にスウェーデン大学が文法に関する印刷物を用いた教育を郵便で始めたというものである[6]．また有名なものとして，1840 年に Isaac Pitman 卿がイギリスにて速記システムに関して郵便を通じて教えるコースを開いた．これが，テキストや添削指導を含めた通信教育の最初の例とされることが多い．イギリスでは 1840 年に郵便制度改革が行われていたため，Pitman 卿は通信教育用の郵便料金制度導入を利用することもできた．London 大学（University of London）では，1828 年に単位や卒業資格を付与する制度を開始していたが，1858 年からは通信教育も大学での課程として認可された．

アメリカでは，1873 年に Anna Eliot Ticknor 女史がボストンを中心に通信教育プログラムを展開したのが最初とされる[7]．1915 年には，キャンパスにおける教育と通信教育の効果を比較する研究も行われ，全国遠隔大学協会（National University Extension Association）が組織されるに至った[8]．

わが国では，本居宣長が 1763 年に生涯一度限り賀茂真淵の教えを請い，以後手紙のやり取りで師弟関係を続けたのが通信教育のはしりであるとする説もある[9]．1885 年には東京法学校（現法政大学）と英吉利法律学校（現中央大学）が，1886 年には東京専門学校（現早稲田大学）が講義録を発行するようになり，体系的な通信教育の始まりとされる[10]．しかし，単位や卒業資格を付与するものではなく，一方向的な知識の伝授という性格のものであった．

通信教育は郵便による講座が主流で，テキストなどの教材と，添削用の課題が提供されるような形式の教育である．受講者は，指定された期日までに学習した成果を解答したり，レポートにまとめたりし，その内容を主催者側に郵送する．主催者側は，その内容を添削して受講者に返送することが多い．時に，受講者が直接授業を受ける「スクーリング」が提供されることもある．通信教育用の郵便は，わが国でも 1951 年より第四種郵便物として扱われるようになり，現在も特別な位置付けにある．

3）メディアの多様化

アメリカでも 1910 年頃までは通信教育が主流であった[11]．その後，ランタンによるスライドや動画，音声録音，ラジオによるコースなど，メディアが多様化していった．第2次世界大戦の時期には，政府がトレーニング用の映画を作り，映写機を配布した．飛行訓練に向けたシミュレーターも開発された．外国語学習に向けた聴覚機器も利用されていっ

表1 教育と各種情報技術メディア，モダリティの関係

	対面授業	印刷物	音声・動画	コンピュータ
一方向教育	一般的な講義．参加者数は教室やホールの大きさ次第．目標は知識の獲得や理解の深化．	教科書や副読本，追加資料．目標は知識の獲得や理解の深化．	音声はラジオやCD，動画はTV，DVD，インターネット動画サイトなど．繰り返し視聴が可能．目標は，医学的には診察，手術などのスキルトレーニングなど．	各種学習ソフトウェア，インターネットを通じた情報検索など．コンピュータとの対話，オンデマンドでの情報収集が可能なことが特徴．
双方向教育	セミナーやQ&Aセッションなど．討論が省察を活性化．人数が多くなると双方向性の特徴は低下する．	提出物（通信教育含む）と添削など．提出前に一定の省察がなされることが重要．	電話や画像付き音声通信．人数が増えすぎるとやり取りは難しくなる．即時的コミュニケーションが中心．	画像付き音声通信に加え，メールやメッセージ，文書，写真，動画のやり取りなど．気付いたときに返信すればやり取りが成立する．

た．1950年代には，TVによる遠隔教育も広がった．ただ，この頃からどのようなメディアを用いるかだけでなく，どのような教授方法（instructional method）が教育効果を上げるのかに徐々に関心が移っていった．日本では，1959年に世界初の教育専門チャンネルとしてNHK教育テレビジョンが開局され[12]，1985年に放送大学（TV，ラジオ）の授業が開始されるなどの流れが起こったが[13]，このような一方向メディアによる教育は，西洋ではあまり受け入れられなかった．

1950年代，アメリカのSkinnerはオペラント条件付けの原理を用いたプログラム学習を提唱し，これを実現するためのティーチングマシンを作成した．また，この頃から徐々に広がっていったコンピュータがティーチングマシンに組み込まれ，コンピュータ支援教育（computer-assisted instruction: CAI）の概念が生まれた．

1959年には，Illinois大学において情報へのアクセスツールとしてCAIが始められた[14]．Stanford大学では，小学校の天才児向けに算数や国語を教える簡単なプログラムが提供され始めた[15]．このようなCAIは基本的に知識の伝達や確認といった形で用いられるもので，学習者とコンピュータの1対1のやり取りによって学習がなされていた．コンピュータ支援共同学習（computer-supported collaborative learning：CSCL）の概念へと進化したのは，構成主義，社会的構成主義が注目されるに至った1990年代以降である[16]．

教育と各種情報技術メディア，モダリティの関係は，**表1**のようにまとめられる．とくに，一方向教育と双方向教育の違いは，参加者数，支援すべき学習段階を考慮する上で有用であろう．また，メディアやモダリティについては，コンピュータは印刷物や音声・動画の特徴を取り込んでいるため，コンピュータの対立軸として最も重要なのはこの中では対面

授業であり，これらの枠組みを超える現場体験や1対1指導であると言えそうである．

4）柔軟型・分散型学習の利点・欠点

　eラーニングを含めた柔軟型・分散型学習を計画する際，教育者側は「柔軟型・分散型学習は従来からの対面型学習に比べてどういう利点・欠点があるか」を熟考すべきだろう．ここでは，上述してきた議論を踏まえて，以下の3点にまとめてみたい．

　双方向なやり取りが可能となった後にコンピュータやスマホが一気に広がりを見せたことから推測すると，第1に，空間的・時間的にやり取りしにくい学習者−教育者，学習者間のやり取りを支援できることである．歴史的に郵便，TVやラジオといったメディアを通じた情報伝達手段を用いてきたのもこの意味合いが強い．これにより，教育に触れる機会が多いとはいえない地方の学習者にも機会を提供しやすくなるし，各地域の文化を超えて新たな文化に触れやすくもなるだろう．医療者教育においては，地域という観点を含めた学習・教育の機会も重要であり，柔軟型・分散型学習のニーズは高いと思われる．

　第2に，メディアを通じたコミュニケーションの利点・欠点である．空間的・時間的に離れた者同士でもやり取り可能ではあるが，やはり同じ空間を共有していた方が感情なども含めて伝えやすくなる．電話や音声チャットなら，身振り手振りや表情は伝わらないが，声のトーンや息づかいといった非言語コミュニケーションは伝わる．一方，eメールやメッセージになると，感情も言葉や顔文字などで付け加えないと伝わらないので，やり取りの様子はかなり違ってくる．ただ，eメールは相手が時間を見つけたときに返信してもらえば大丈夫だが[b]，電話や音声チャットは即時性が必要なので相手の忙しさに気遣いを必要とする面もある．

　第3に，費用対効果である．柔軟型・分散型学習を実現するには，情報通信のコスト，通常の授業やテキスト・資料といった教材の別のフォーマットへの転換コスト，学習者・教育者双方がかけるべき時間といった新たなコストが発生することが多い．ただ，一旦ある程度まとまった教材が準備でき，情報通信の基盤も教育機関として常に備えているとなれば，むしろテキストや資料の再利用がしやすく，コストが少なくなっていくという考え方もなされることがある．とくに，施設間で教材やそのパーツの共有が進めば，費用対効果が高まる可能性がある．

---

[b] LINEなどのメッセージに対しては，即時的に既読にし，返信しなければならないという価値観をもつ人たち（世代？）もいるため，注意が必要である．

■ 3. 情報化社会の概観

1）e-Japan 構想

　2001 年 1 月に出された日本型 IT 社会の実現を目指した政策である．これにより，①ネットワークの高速化とコスト削減，②教育（機関）の情報化・人材育成の強化，③ネットワークコンテンツの充実化，④国際的な取り組みの強化などが推進され，e ラーニングの実現化に大きく寄与した[17]．

　2004 年には，ユビキタスネット社会，すなわちいつでもどこでもコンピュータネットワークが利用できるような社会に向けた政策として u-Japan という政策がさらに打ち出された[18]．e-Japan が情報技術（IT -- information technology）を志向していたのに対し，u-Japan は情報通信技術（ICT -- information communication technology）というふうにコミュニケーションを含めた概念となっている．

　現在において，上記①の恩恵は大きいだろう．画像だけでなく，動画や音声も TV などと遜色ないレベルで配信できるようになった．しかし，④についてはわが国における英語リテラシーの競争力の問題もあり，あまり変化がないように思われる．②や③も海外の英語で開発されたコンテンツを利用することが十分にはできておらず，国内での教育へのインセンティブの低さなども問題があり，今後の課題が大きい．

2）Web 2.0

　2005 年，O'Reilly は，"What is Web 2.0" と称する文章を Web 上に公開した[19]．2001 年のアメリカ IT バブル崩壊後，ウェブの利用法が変化したことを指し，数年前には死語となったとも言われるが，ここで議論されていたことは，現在のウェブサービスにおいても様々な影響を与えていると思われる．

　例えば，Google 社は Google Map を提供することにより，ユーザがどのような場所をよく検索するのかという情報を得る．Amazon 社はカスタマーレビューによって，書籍に関する評価情報を得，その情報を類書に関心をもつ人に提供することで，類書に関心をもつ人のコミュニティ全体の関心を高めることが可能である．このように，ユーザが様々な形で（時には無意識的に）情報提供し，情報網を形成していくのである．

3）ウェブ情報の変化

　電子掲示板（Bulletin Board System: BBS）サービスは 1980 年代半ばのパソコン通信時代から用いられてきた．ウェブ上で 1999 年に開始された BBS である 2 ちゃんねるは，独特の用語，文化を生んだ．匿名での議論がなされるため，倫理的な問題なども孕んでいるが，現在も発展し続けている[20]．また，メンバーのみがクローズドなコミュニティで情報交換や議論を行うメーリングリストもパソコン通信時代の 1986 年に listserv として展開されたが，インターネット時代になった後も使い続けられている[21]．

1990 年半ばからインターネットサービスが徐々に広がった．多くの人は，ウェブの閲覧を行い，e メールを送受信するという程度の利用であった．ウェブ上に情報公開したい場合には，HTTP で作成したページをアップロードし，更新することが必要であり，かなり敷居が高かったというべきだろう．

　2001 年に発足したウィキペディアは，Wiki システムを用い，誰でも編集に参加できるという意味で，Web2.0 のはしりと言えるかもしれない[22]．当初は，不特定多数の利用者が投稿するというシステムゆえ，情報の信頼性に大きな問題が生じるだろうとされていた．しかし，利用者らが作るコミュニティによる自浄作用がある程度働いているからか，現在も発展が続いている．

　2003 年頃からは，ブログも急激に広がっていった[23]．ウェブログ，すなわちウェブページに記録していくことが本来の意味だが，日記に用いていた人が多かったと言われる．携帯電話で写真を撮影することが一般化した後は，写真付きの投稿が増えた．広告入りでデザイン性に優れたブログフォーマットを無料で提供するサイトも多く，またアフィリエイトと呼ばれる成功報酬型広告を付け加えやすいことから，芸能人やスポーツ選手などが今もよく用いている．

　2005 年頃からは，SNS（social networking service）[23] も様々な形態で広がった．SNS は，人と人とのつながりを促すコミュニティ型の会員制サービスと定義されている．わが国では，2005 年頃は GREE が全盛を誇ったが，2010 年頃にはその地位を mixi に譲った．今は，中年層以上を中心とした Facebook，若年層を取り込んだ LINE や Instagram，ウェブ会議や電話との通話を重視した Skype，140 字以内の短いつぶやきによる緩いつながりを特徴とする Twitter など[c]，それぞれの特徴を生かした利用がなされている．

　2005 年には，アメリカにて YouTube も産声を上げた[24]．動画を無料でアップロードし，誰とでも共有できるのが特徴である．TV 番組や映画などの動画ファイルをアップロードするなど，著作権が常に問題になってきたのも特徴である．逆に，TV コマーシャルを YouTube とタイアップして用いるなど，短時間の動画をビジネスに利用する例も出始め，ウェブ上での動画利用を推進する上で非常に大きな役割を果たしたと言えるだろう．

　2007 年に設立された Ustream は，YouTube と同様の動画共有サービスだが，ライブでのビデオ放映を可能としているのが特徴である[25]．これは，個人単位でインターネットを通じた放送局をもつようなものであり，政治家が政見放送に用いたり，双方向ディベートを行ったりするような使い方にも広がっている．

　これらを俯瞰してみると，各自がそれぞれのスタイル，サービス形態（wiki，ブログ，各種 SNS）によって，様々なデバイスを使い分けつつ ICT を用いているということにな

---

[c] SNS は発言内容の閲覧が互いに承認し合った会員間に限られるのが通常だが，Twitter は発言が不特定多数に公開されるため，ミニブログに位置づけられることもある．

Ⅰ-1 医学教育における e ラーニングの概要　　9

るだろう．新しいサービス，デバイスが出たら，なるべくそれらを試しつつ，最新の状態でありたいという人もいるが，よほどの必要がない限り，従来からのサービスやデバイスで十分という保守的な人もいる．教育者側としては，様々なスタイルを受け入れつつ，各自の学習を最大化できるように個々への対応を考慮する必要がある．

その中でも教育に関連した最も大きな変化は，動画への注目度が増したことかもしれない．「百聞は一見にしかず」と言われてきたように，動画を通じて説明を行う，あるいは認識を変えてもらうといった方法は，かなり一般化している．逆に，教育者側は，動画をどのように上手く使いこなすかを知っておく必要も高まっていると言えるだろう．

4）携帯情報端末

2000 年代には，スケジューラ，ToDo リスト，住所録，メモ帳などの特徴を備えた携帯デバイスが広がった[26]．Personal Digital Assistant（PDA）という一般名称であったが，携帯電話や PHS（personal handy-phone system）の機能が徐々に改善され，2010 年代のスマホ時代へと完全に移行したと言うべきだろう．

スマホは，携帯電話と比べ，インターネットにつながる，メール送受信ができる（インターネットを通じたメールでコンピュータともやり取りできるものと，携帯電話で電話番号に宛てて送信する SMS [short message service] がある），各自がアプリケーション（アプリと略される）を適宜インストールしてカスタマイズできるという特徴がある．これらは，パソコンがもつ特徴を包含するようになってきたということになる．またタッチパネル，デジタルカメラ（動画録画を含む），電子辞書，携帯ゲーム，Wi-Fi ルータ，GPS（global positioning system：全地球測位システム）なども併せもっており，それぞれ単体の機器の必要性はかなり低下したであろう．SNS の利用についても考慮しており，購入時にアプリがプリインストールされているものもある．

スマホの短所を敢えて挙げるなら，端末が小さくて文字や文書ファイルが読みにくいこと，キーボードがなくて文字入力がやや難しいこと（若者にとっては，そうでもないという意見も聴かれるが・・・）かもしれない．前者に関しては，2010 年に発表されたiPad などのタブレット端末が 1 つの解決策になる[27]．ネット閲覧，動画鑑賞，文書の確認においては，画面が広く，タッチパネルを備えているという特徴が生かしやすい．また，Android を OS として搭載したタブレット端末も増えているし，Surface など Android ではなく Windows OS を備えたタブレット端末とラップトップコンピュータの特徴を併せもつようなモデルも人気がある．

スマホによって，真のユビキタスネット時代が到来したと考えてよいだろう．いつでもどこでも知りたいことがあると，すぐにネット検索して何らかの情報を得ることができる．相手が今忙しいのではないかと気遣いながら電話するよりも，メールやメッセージを送ることで，より気軽に個人的なコミュニケーションを図ることができる．業務上のメールも簡単にチェックするだけならスマホでできるが，添付文書があれば後にタブレット端末や

ラップトップコンピュータで対応するという感じである.

5）クラウドコンピューティング

　従来，e メールについては，自らのコンピュータにメーラーソフトウェアをインストールし，自ら指定したメールサーバに e メールをダウンロードした後に読むことができた.しかし，最近では Google メールや Yahoo メールなど，検索サイトが提供するウェブメールサービスの利用も非常に一般的になってきている. ウェブメールなら，メーラーソフトウェアがインストールされたコンピュータがなくても，e メールの読み書きができるため，自宅，職場，移動中などを問わず，スマホ，職場のコンピュータなどを用いて e メールの管理が可能となる[d].

　このように，クラウドコンピューティングとは，インターネットでアクセス可能なサーバ上にデータを保管し，利用することである[28]. 近年ではデータの補完や利用を超えた様々なソフトウェアもクラウド上で提供されつつある. 例えば，元は検索サイトとして発展し続けてきた Google は，スケジューラ，ファイル管理なども提供している. これにより，ネット上で提供されているスケジューラに様々な予定を入れていくと，予定時刻に近づいたときにリマインドしてくれるなどのサービスも利用できる. 自らのコンピュータがハードディスクトラブルに見舞われても，クラウドサーバ上のデータにはとくに問題が生じないのもありがたい. これは，プロバイダの観点では ASP（application service provider），ソフトウェアの観点では SaaS（Software as a service）と呼ばれる概念である.

　クラウドコンピューティングでは，自分のみでなく，職場内や，何らかのグループ内でファイルやデータを共有することも可能である. グループ管理者が，グループメンバーを明確にし，メンバーに対して招待することで，メンバーだけがアクセス可能なクラウドサーバの領域が生まれることになる. 例えば，秘書との間でスケジュール情報を共有するとか，研究グループ間で研究データや論文の草稿を共有するといった使い方は徐々に広がっている.

■ 4. e ラーニングの概要

1）e ラーニングとは

　これまでの解説を踏まえて e ラーニングを定義してみると，ICT の仕組み，特徴を利用した柔軟型・分散型学習のシステムということになるだろう. 学習者は一堂に会する必要

---

[d] ネットワーク接続のないコンピュータ，電波が届かない場所でのスマホからはウェブメールが読めないという欠点はある.

表2 eラーニングの例

- ●オンライン学習モジュールを利用した自己学習
- ●オンライン上の情報や学習リソースへのアクセス
- ●教員が複数の学習者に対してウェブ上でプレゼン
- ●学習者がオンライン上で共同学習
- ●時間差を伴うディスカッション，チャット，掲示板
- ● Facebook のようなソーシャルネットワーク
- ●オンラインや DVD でのゲームやシミュレーションを含む双方向性のマルチメディア活動
- ●学習者がやりとりする形のバーチャル患者（DxR など，コンピュータ上の患者と対話して診断推論を進める）

がなく，各自がパソコン，タブレット端末，スマホなどを通じて学ぶことができる．単に学習内容（コンテンツ）を見たり，読んだりするだけでなく，学習者同士がメッセージを互いにやり取りするなど，ディスカッションの機能を用いることも一般的である．

　教育者側としては，コンテンツの準備をし，カリキュラムの全体像を整えて，履修する学習者を管理する必要がある．この管理には，学習管理システム（learning management system: LMS）と呼ばれるソフトウェアが用いられる[29]．LMS により，コンテンツにアクセスしたか否か，学習者間でのどのようなディスカッションがなされているかなどを確認することができ，学習の様子を詳細に把握しやすい．

　CAI との比較で e ラーニングを見てみよう．CAI では，コンピュータによる学習者へのコンテンツの提供，簡単なテストによってフィードバックする程度しかできなかった．現在の e ラーニングは，そこに学習者 - 教育者間，学習者間の双方向のコミュニケーションが付け加わったと言える．また，そのコミュニケーションは，タブレット端末やスマホでユビキタスにできるのである．e ラーニングの可能性は無限に広がっていると言っても過言ではない．

　『医学教育を学び始める人のために』[30] には，e ラーニングの具体例として，**表2**のような事例がまとめられている．例えば，SNS やバーチャル患者の利用も例として挙げられている．SNS はコミュニケーションのツールなので，これを e ラーニングに利用できる可能性はあるが，SNS がすべからく e ラーニングになるわけではない．また，バーチャル患者（virtual patient）は事例基盤型学習（case-based learning）を行う際に学習のトリガーとなるコンピュータ上の患者事例情報である．e ラーニングというよりは，シミュレーション教育の教材としての意味合いが強いかもしれない．

表3　eラーニングを導入すべき理由

●学習者中心の自己学習，すなわち「あなただけのための（just-for-you）」学習，「タイムリーな（just-in-time）」学習，「適切な場での（just-the-right-place）」学習の強調

●様々な場所で学習する学習者に対する地域分散型学習

●多様なバックグランドをもつ学生に対応した学習プログラムによる医学教育へのアクセスの増加

●情報過多の問題を伴う医学の発展

●卒前教育，卒後教育，生涯教育の連続性

●古典的な教室から世界中の学生を含む医学教育の国際化やグローバル化

●キャリアの異なる時点で新しいスキルやコンピテンシーを取得する必要があるという医師の役割の変化

●情報社会において繁栄するために学習者が獲得すべきスキルや手法

●医学部入学時点で，既にeラーニングに対する1万時間以上の経験があるようなデジタル世代（digital native）の学習者からの高い期待

●とくにソーシャルメディアを用いたネットワーキングにより大いに促進される協同学習や同僚間学習

●医師，看護師，他の医療専門職が脅威を感じずに参加し学習できるオンライン環境での多職種連携教育（IPE）

●潜在的に財政面での利点があると考えられる学習リソースの共有

●地域基盤型教育の拡がりなどによる，まったく離れた場にいながら，教育的にはつながっているという状況の増加

2）なぜeラーニングが必要か

　『医学教育を学び始める人のために』[30] には，さらにeラーニングを導入する理由についても挙げられている（**表3**）．ここで興味深いのは，デジタル世代（digital native）という用語であろう．思春期時代からインターネットやパソコンが環境の中にあった世代であり，日本では1980年代生まれ以降の世代とされる[31]．この世代は，学校教育を受けるような時期に，既にインターネット，携帯電話などを通じて情報検索をすることが一般的であったり，SNSなどを通じて人付き合いを広げていった経験があったりするため，eラーニングに対する心理障壁はかなり低い可能性がある．

　また，地域基盤型教育の拡がりなどにより，時間的・空間的に離れた場にいながら，教育や学習という意味でつながっているという状況は増えつつある．こういう場合こそが，eラーニングの強みを生かす好機であると考えられる．

表 4　平成 13 年文部科学省告示第 51 号

平成 13 年文部科学省告示第 51 号（大学設置基準第 25 条第 2 項の規定に基づく大学が履修させることができる授業等）

通信衛星，光ファイバ等を用いることにより，多様なメディアを高度に利用して，文字，音声，静止画，動画等の多様な情報を一体的に扱うもので，次に掲げるいずれかの要件を満たし，大学において，大学設置基準第 25 条第 1 項に規定する面接授業に相当する教育効果を有すると認めたものであること．

1. 同時かつ双方向に行われるものであって，かつ，授業を行う教室等以外の教室，研究室又はこれらに準ずる場所（大学設置基準第 31 条の規定により単位を授与する場合においては，企業の会議室等の職場又は住居に近い場所を含む）において履修させるもの

2. 毎回の授業の実施に当たって設問解答，添削指導，質疑応答等による指導を併せ行うものであって，かつ，当該授業に関する学生の意見の交換の機会が確保されているもの

3）わが国の大学における e ラーニング

　大学設置基準第 25 条は「授業の方法」についての内容だが，その第 2 項には，「大学は，文部科学大臣が別に定めるところにより，前項の授業を，多様なメディアを高度に利用して，当該授業を行う教室など以外の場所で履修させることができる」とあり，e ラーニングを導入することも推奨されていると考えられる．

　また，2001 年 1 月の高度情報通信ネットワーク社会形成基本法の施行を受け，同 3 月には，平成 13 年文部科学省告示第 51 号「大学設置基準第二十五条第二項の規定に基づく大学が履修させることができる授業等」が出された．ここでは，**表 4** のような内容が明記されている [32]．ここでは，双方向のやり取りが重視されていることが分かる．

4）e ラーニングの管理：LMS でできること

　e ラーニングにおいては，学習管理システム（LMS, learning management system）を用いることが一般的である．コンピュータは今や Windows や Mac OS のような OS なしにはほとんど役目を果たさないが，LMS は近年の e ラーニングシステムにおける OS のようなものである．旧来の CD や DVD，あるいは TV を用いた一方向的な e ラーニングシステムでは学習者の動機付けの維持が難しく，e ラーニングの最も大きな限界であった．LMS が進化し，様々な機能が付加されたことにより，双方向性のやり取りを学習への動機付けにつなげることが可能になりつつある．

第1に，受講者と教材の管理に関する機能である．まずは，どの受講者がどのコースに登録しているかに関し，ID やパスワードを割り振り，受講者のみがコースの情報にアクセスできるようにする．そして，どの受講者が何時何分にログインし，何時何分にログアウトしたかという情報はすべて LMS が記録してくれるため，ねらい通り受講者が教材にアクセスしているかどうか確認でき，出欠管理の意味づけとなる[e]．また，シラバスのように，何日の何時からオンラインの講義，何時からはグループでのディスカッションといった情報を掲示板に示すことも可能だし，時間変更の連絡などを e メールのように各自に送ることもできる．

　第2に，学習進捗の管理である．予め読んでおくべき教材がある場合，期日までにダウンロードしたかを確認することもできる．MCQ（multiple choice question）で形成評価できるようなシステムを組み込んでおけば，評価をどの時点で行ったか，どの程度の点数が取れたかについてもフォローすることができる．ある章の学習を終えて次の章に移ろうとしたとき，その章の MCQ の得点が一定以上なければ次に進むことができないというような条件を付加することも容易である．さらに，修了時評価のデータを入力することで，各自が進度を確認し，学習が不十分な領域について振り返る，学習を追加するといった機能を持たせることもできる．

　第3に，気軽で楽しい形でのコミュニケーションである．SNS を通じてメッセージのやり取りができる，画像や動画も気軽に共有できるとなれば，学習への動機付けも高まりやすいだろう．自分の見聞きした経験を示すために，画像や動画を見せることができれば，百聞は一見にしかずという諺のように非常に雄弁である．画像や動画の共有，ユビキタスな対応を可能にする観点で，スマホで LMS にアクセスできることの必要性も急速に高まっていると考えるべきだろう．

　このような LMS は，従来は e ラーニング管理者がサーバに LMS ソフトウェアをインストールすることで受講者にも利用可能になる形のものが多かった．この場合，サーバの保守・点検・管理に関して一定の専門性が必要となり，その点でも e ラーニング導入へのハードルは高い．近年では，LMS 自体を ASP/SaaS の形，すなわちクラウドコンピューティング上で提供するモデルも出現している．このようなモデルを用いると，LMS へのアクセス権利に対して何人規模で月額いくらなどの形で業者と契約することになるが，サーバ管理の専門性はさほどなくても可能だし，携帯型情報端末への対応なども完備してできているものが増えつつある．

5）e ラーニングの導入

---

[e] ログインした後に教材を放置したままにし，教材の中身を学んでいないにもかかわらず，ログアウトまでの時間がやたらと長時間になるといった問題も起こりうる．

まずは，教育目標やその先にある目的を明確にする必要がある．この点は，通常のカリキュラム開発においてニーズ評価を行い，学習目標を設定するという手順と同じである．とくに，通常の授業でなく，e ラーニングを用いることの意義を明確化しておくことが重要であろう f．

　次いで，LMS の選定が必要である．この時点で，どのような教材を準備するのかも含めて，e ラーニング導入における予算立てやスケジュール管理が必要となるだろう．Moodle のように無料だが導入（サーバ準備，各種セキュリティ対策などの技術的な面が主体）が大変な LMS もあれば，業者にお任せすることで時間や労力が節約できるものまで様々である．業者任せの場合，これまではサーバ構築，ソフトウェアのカスタマイズと導入という形で自施設に入り込んでもらって行うケースが多かった．今後，徐々に ASP/SaaS の形で提供される LMS も増えていき，基本性能や使い勝手はよくなっていくだろう．一方，各自の施設におけるカスタマイズは難しくなっていくかもしれない．

　e ラーニングに用いる教材は，講義においてテキストを中心に解説するといった古典的な方法のままでは難しいため，通常作成し直す必要がある．この場合，教員が個人レベルで教材を準備し，自分の好みに合わせて e ラーニング教材の形で提供できるなら大きな問題はない．しかし，多くの場合，教員個人で e ラーニング教材を作ることは簡単ではなく，e ラーニング教材作成に慣れた専門家によるサポートが必要になるだろう．

　実際に導入が近づいたら，シラバスを作る必要がある．その際に，単位認定を行うコースであれば，どのような評価，合否基準によって到達度の管理を行うのかを先に考えるべきだろう．そして，その到達度に至るために，どのような知識を身に付け，問題解決を図るためにどのように身に付けた知識を使うかといった面から，コース全体の設計をする必要がある．望ましいのは，シラバス自体も電子的にアクセス可能な e シラバスとし，学生・教員が見たいと思ったときにすぐに参照できるようなシステムであろう．紙ベースのシラバスは重くてもち運びに不便だし，変更があったときに迅速に修正しにくい．

　評価は，遠隔の受講者が多い場合には，オンライン上の MCQ，コースレポートのいずれか，あるいは両方を使うことが一般的である．コースレポートについては，理解度が十分でないと教員側が判断すれば，書き直しを指示することでメンタリングのような指導が可能となり，意義は大きい．学習目標として，コミュニケーションや手技のようにスキルを要求するものが多い場合，レベルを保証するような評価は簡単ではない．ただ，以前より動画が簡単にやり取りできるようになったため，動画でスキルをどのように修得したかを教員側に送るという方法は利用可能である．

　これらのすべてについて見渡したなら，全体的にどの程度のコスト，人的資源，専門性が必要なのかを見積もる必要がある．例えば，LMS を業者と共に開発すると相当な金額

---

f 「2.4) 柔軟型・分散型学習の利点・欠点」の内容も是非参照していただきたい．

になることが多い．一旦構築すれば，完全に安定したシステムとして将来にわたって使えるのであればよいが，通常細かな微調整が必要となり，結局専門性をもった人材を新たに雇用するなどの抜本的な対応ができない場合が多い．また，コンテンツや評価といった最も重要な中身の部分に時間，人手がかけられないという状況に陥り，最終的にサステナブルなeラーニングシステム構築には至らないという失敗例がこれまで繰り返されてきたことは肝に銘じておくべきだろう．

　LMS の導入の際，教材開発がしやすいかどうかも選択基準となり，同一規格に沿っていなければ対応が難しい．アメリカの Advanced Distributed Learning（ADL）という標準化推進団体は，国際標準規格である SCORM（Sharable Content Object Reference Model）を策定した[33]．わが国でも，日本イーラーニングコンソシアム（eLC）が中心に，SCORM の標準化を推進すると共に，SCORM 技術者資格の認定を行っており，導入の方向付けにおいて参考になるかもしれない[34]．

6）コンテンツマネジメントとオーサリング

　e ラーニング教材を作成する際には，内容（コンテンツ）に関する知識や情報の他に，カリキュラム開発，e ラーニング教材のメカニズムについても一定の知識や経験が必要となる．これは，例えば学会発表などのときに，Powerpoint などのプレゼンテーションソフトを使ってプレゼンテーションの流れを作っていくのと似ている面がある．伝えたいことをどのように構成すれば伝わりそうか，画像，動画，アニメーションなどをどのように組み合わせれば効果的かといった点については，経験が物を言うところもあるだろう．

　動画の利用方法は，YouTube をはじめとした無料動画投稿サイトが広がったことで徐々に様変わりしつつある．例えば，教育的に使える動画については，YouTube の動画ページにリンクを貼ることで，e ラーニング教材から簡単に参照できるようになる．外部の動画を用いる際も，YouTube にアップロードされた動画になっている時点で既に公になっていると考えられるため，参照においては著作利用許諾の問題に自ら踏み込まなくてよいという気軽さがある．

　一方，Adobe Flash Player や Microsoft Silverlight といったウェブブラウザのプラグインで動画を見る方法もある．Powerpoint のプレゼンテーションファイルから，Flash 動画を用いた SCORM 対応 e ラーニングコンテンツを簡単に作れるソフトウェアも多い．この方法の欠点としては，これらの動画に携帯情報端末が対応していないことが多く，いつでもどこでも閲覧するというような手軽さに問題を生じることが挙げられる．

　e ラーニングのコンテンツ作成に関しては，専用に作られたオーサリングツール（authoring tool）を使うとスムーズな面もある．一部，フリーウェアのオーサリングソフトウェアも出始めている（Xerte など[35]）．e ラーニングを多くの教員で展開したい場合には，オーサリングソフトウェアを揃え，これの使い方をワークショップなどで指導していくというような方法もよいかもしれない．

Ⅰ-1 医学教育における e ラーニングの概要　　17

7）eラーニングにおける新たなICTの問題点

　eラーニングを普及させようとしたときに，新たな問題が様々な形でもち上がる．第1に，情報ツールの違いとその習熟度についてである．近年，スマホを所持し始める年齢はますます低下しており，スマホを使い慣れている大学生は多い．一方で，コンピュータにはある程度触れているものの，文書作成，プレゼンテーション作成といった社会人としては一定レベルで習熟していると期待されるソフトウェアについても，使いこなせない大学生は多く，「課題は（Microsoft）Wordで作成し，メール添付で提出しなさい」と言っても，相当な心理的負担になる可能性もある．一方，キーボードでのタイピングは遅くても，スマホでの文字入力は非常に早く，単に文章をメールで送るならスマホで十分と考えている大学生もいるぐらいである．

　第2に，とくに音声や動画といった情報のファイルサイズと質の問題である．これらの質を高めようとすればファイルサイズが大きくなるが，そうするとインターネット環境によっては閲覧やダウンロードに時間がかかり，ストレスが増える．一方で，動画から学んで欲しいと思っていても，映像が不鮮明ということも起こりうる．ファイルサイズを圧縮することも可能だが，そうすれば動画プレイヤーによっては再生ができないという可能性も生じる．動画をアニメーションなどで作り替えれば，余計な情報が減り，ファイルサイズが小さくなると同時に学習効率が上がる可能性もあるが，作成コストは嵩むだろう．適度なバランスを探る必要があると思われる．

　第3に，情報の信頼性についてである．インターネット普及前に比べ，容易に情報にアクセス可能になったが，逆に不確実な情報が増えて，混乱する可能性も高まっている．二次資料，三次資料を引用しても，その問題点に気づかない学生もいる．情報の質について学生に理解してもらうためには，一定のトレーニングに加え，経験も必要だろう．教育的な観点からは，カリキュラムの中に長期的に組み込んでいくことと，教員全員が一定レベルの知識や経験をもって学生に接せられるようにすることが重要であると思われる．

　第4に，複製や剽窃の問題である．インターネット上で閲覧可能な論文の一部を完全にコピー＆ペーストすることは剽窃となる．複数の学生が同じ内容の評価レポートを提出することも同様に問題であるが，見つからないままに終わってしまうと，学生側にとってはカンニングの成功体験になってしまう可能性もある．このような問題を発見し，どうフィードバックするかが，複製や剽窃の問題の根深さに気付きを与える重要な行動なのかもしれない．英文なら，かなり精度の高い剽窃発見ソフトウェアが頒布されて数年が経過した．和文の同様のソフトウェアは完成度が低そうだが，教員はこういったソフトウェアの利用にも習熟していく必要があるだろう[36]．

　最後に，インターネット上のやり取りが学習者に与える心理的影響についてである．インターネット上で，eラーニングのグループ内でのやり取り，完全にオープンなやり取りなどを学生一人ひとりが区別できる必要があり，十分な指導をすべきである．コンピュータリテラシーの低い学習者は，グループ内の個人情報をインターネット上にオープンにし

てしまうようなこともあり得る（友達しか閲覧できないと思って SNS に情報共有したが，友達の友達から思わぬ方向に情報が流れてしまうことなど）．また，インターネット上，メール上では攻撃的な性格になる者がいる（"ネット性格" などと言われる）ことも指摘されている．互いに考えをぶつけあって学びを深めたいと思っていても，このような問題が生じると，学習に負の影響が生じる点には注意が必要である．

8）e ラーニングの新たな展開

　この 2，3 年，e ラーニングの新たな展開が話題に上り始めた．1 つは反転授業（flipped classroom）であり，通常自宅で e ラーニング教材による自習を行い，教室ではクラスメートと討論による知識の利用，定着を図ることを指す [37]．これまでは，教室では講義を行うことが多かったため，「反転」という表現が用いられている．以前から，通信教育にスクーリングを組み合わせることはよくみられ，特段新しい授業形態であるというわけではない．ただ，わが国では 2012 年に中央教育審議会が「新たな未来を築くための大学教育の質的転換に向けて：生涯学び続け，主体的に考える力を育成する大学へ（答申）[38]」を出したことで，能動学習（active learning，この答申の表現では「能動学修」）が急速にクローズアップされ，反転授業への注目が集まったと考えられる．Stanford 大学医学部では，対面講義をオンライン学習に切り替え，授業は出席を任意とした上で対話型の活動にしたことで，学生の出席率，授業評価が大きく向上し，注目を集めた [39]．反転授業の導入によって，学生がどのような反応を示すかを予測することが非常に重要であろう．

　もう 1 つは，MOOCs（massive open online courses，「ムークス」と読む）である．以前は大規模公開オンライン講座と訳されていたが [40]，2013 年には日本オープンオンライン教育推進協議会（JMOOC）が立ち上がるなどの動きもみられ，ムークスという呼び名の方が通っている印象がある．MOOCs においては，オンラインで誰でも無償で利用できるコースを公開し，修了者には修了証を発行する（単位認定，認定証記載は有料の場合もある）．世界に向けて発信され，まさに地球規模の大人数を巻き込んだ教育，学習が可能となる．一般的に修了率は数 % など高くないが，大学にとっての宣伝効果は高く，アメリカを中心に話題になる機会が急増したと思われる．

■ 文　献

1　Welsh, E. T., Wanberg, C. R., Brown, K. G., & Simmering, M. J. E‐learning: emerging uses, empirical results and future directions. *International Journal of Training and Development* 2003; 7(4): 245-258.

2　The Modern History of Computing. Stanford Encyclopedia of Philosophy. http://plato.stanford.edu/entries/computing-history/（accessed on 7 Feb 2016）

3　野口健一郎，& 元岡達．オペレーティング・システムの記述に関する一考察．情報処理

1973; 14(2): 98-105.

4　溝内正康. FENICS パソコン通信サービス NIFTY-Serve. 教育情報研究：日本教育情報学会学会誌 1989; 5(1): 54-59.

5　Quality Assurance Agency for Higher Education（QAA）. Code of Practice for the Assurance of Academic Quality and Standards in Higher Education. Section 2: collaborative provision（QAA）. 1999.

6　Holmberg, B. "The Evolution of the Character and Practice of Distance Education." In L. Foster, B. L. Bower, and L. W. Watson（eds.）, ASHE Reader—Distance Education: Teaching and Learning in Higher Education（pp. 7–13）. Boston: Pearson Custom, 2002.

7　Simonson, M., Smaldino, S., Albright, M., and Zvacek, S. Teaching and Learning at a Distance: Foundations of Distance Education. Upper Saddle River, N.J.: Prentice Hall, 2000.

8　Edelson, P. J. Codification and Exclusion: An Analysis of the Early Years of the National University Extension Association, 1990, 1915-1923.

9　白石克己. 日本における遠隔教育の起源—鈴屋の意義. 鈴屋学会報 1999; 16: 15-28.

10　金沢幾子. 明治期の経済学教育と講義録. 経済資料研究 1997; 27: 19-39.

11　Watkins, B. L., & Wright, S. J.（Eds.）. The foundations of American distance education: A century of collegiate correspondence study. Kendall/Hunt, 1991.

12　古田尚輝. 教育テレビ放送の 50 年. NHK 放送文化研究所年報 2009: 175 -210.

13　牟田博光. 放送大学の発展可能性に関する研究. 大学論集 1989; 18: 183-206.

14　Informational Technology and its Impact on American Education, Office of Technology Assessment, U.S. Congress, Washington, DC, 1982, pp.128-133.

15　Taylor, R. The computer in the school: Tutor, tool, tutee. 1980.

16　Stahl, G., Koschmann, T., & Suthers, D. Computer-supported collaborative learning: An historical perspective. In R. K. Sawyer（Ed.）, Cambridge handbook of the learning sciences, pp. 409-426. Cambridge, UK: Cambridge University Press. 2006.

17　菊地俊一.「e-Japan 戦略」による e-Learning の普及について. 名古屋外国語大学外国語学部紀要 2006; 30: 33-57.

18　総務省. u-Japan 政策. http://www.soumu.go.jp/menu_seisaku/ict/u-japan/（accessed on 7 Feb 2016）

19　O'Reilly T. What is Web 2.0: Design Patterns and Business Models for the Next Generation of Software. http://www.oreilly.com/pub/a/web2/archive/what-is-web-20.html（accessed on 7 Feb 2016）

20　2 ちゃんねる. http://www.2ch.net/（accessed on 7 Feb 2016）

21　LISTSERV. http://www.lsoft.com/products/listserv.asp（accessed on 7 Feb 2016）

22　ウィキペディア. https://ja.wikipedia.org/wiki/ ウィキペディア（accessed on 7 Feb 2016）

23　木暮仁. ブログ・SNS・Twitter などの歴史. http://www.kogures.com/hitoshi/greeting/index.html（accessed on 7 Feb 2016）

24 YouTube. ウィキペディア. https://ja.wikipedia.org/wiki/YouTube（accessed on 7 Feb 2016）

25 Ustream. ウィキペディア. https://ja.wikipedia.org/wiki/Ustream（accessed on 7 Feb 2016）

26 携帯情報端末. ウィキペディア. https://ja.wikipedia.org/wiki/ 携帯情報端末.（accessed on 7 Feb 2016）

27 Ostashewski, N., & Reid, D. iPod, iPhone, and now iPad: The evolution of multimedia access in a mobile teaching context. In World Conference on Educational Multimedia, Hypermedia and Telecommunications（Vol. 2010, No. 1, pp. 2862-2864）. 2010.

28 浦本直彦. クラウドコンピューティングにおけるセキュリティとコンプライアンス. 情報処理 2009; 50(11): 1099-1105.

29 西森年寿, 中原淳. e ラーニングを支えるテクノロジー. 吉田文, 田口真奈, 中原淳編. 大学 e ラーニングの経営戦略：成功の条件. 東京電機大学出版局, 東京, 2005, pp154-170.

30 Harden, R. M. Laidlaw, J. M. 著, 大西弘高監訳. 医学教育を学び始める人のために. 篠原出版新社, 東京, 2013.

31 木村忠政『デジタルネイティブの時代 なぜメールをせずに「つぶやく」のか』（初版）平凡社新書、2012 年 11 月 15 日.

32 文部科学省. 平成十三年文部科学省告示第五十一号（大学設置基準第二十五条第二項の規定に基づく大学が履修させることができる授業等）. http://www.mext.go.jp/b_menu/hakusho/nc/k20010330001/k20010330001.html（accessed on 7 Feb 2016）

33 SCORM. Advanced Distributed Learning. http://adlnet.gov/adl-research/scorm/（accessed on 7 Feb 2016）

34 SCORM 技術者資格制度. 日本イーラーニングコンソシアム. http://www.elc.or.jp/edtech/scorm/（accessed on 7 Feb 2016）

35 The Xerte Project. The University of Nottingham. https://www.nottingham.ac.uk/xerte/index.aspx（accessed on 7 Feb 2016）

36 盗用検出. ウィキペディア. https://ja.wikipedia.org/wiki/ 盗用検出（accessed on 7 Feb 2016）

37 加藤大. 宿題動画の魅力に頼らない反転授業. e-Learning. 教育研究 2013; 8: 58-60.

38 中央教育審議会. 新たな未来を築くための大学教育の質的転換に向けて〜生涯学び続け、主体的に考える力を育成する大学へ〜（答申）. http://www.mext.go.jp/b_menu/shingi/chukyo/chukyo0/toushin/1325047.htm（accessed on 7 Feb 2016）

39 Prober CG, Heath C. Lecture halls without lectures—a proposal for medical education. *N Engl J Med* 2012; 366(18): 1657-1659.

40 大規模公開オンライン講座（MOOC）. 社会連携. 東京大学. http://www.u-tokyo.ac.jp/ext01/mooc_j.html（accessed on 7 Feb 2016）

I-2 ポートフォリオの教育・学習理論的背景

■ はじめに

　ポートフォリオとは，そもそも画家や建築家などが自身の作品を綴じ込む「紙ばさみ」であり，教育分野では，学習者が自身の作品や活動内容に関する様々な学習記録を収集・整理したものを指す[1,2]．また，eポートフォリオは，データの電子化によって，内容の再配列や編集・統合の容易性，音声・動画データへの対応，多量データの保存，インターネットを介したアクセスの簡便性などを可能とし，紙ベースのポートフォリオをより発展させたものである[3]．

　ポートフォリオは，紙ベースであれ電子ベースであれ，学習の証拠（evidence）の記録や保存にとどまらず，学生に対しては，蓄積された学習プロセスを省察（reflection）し，自身の強み弱みの把握から今後のプランを設定したり，その行為を習慣化し自己主導型学習（Self-directed Learning）の方法を身につけることが期待されている．また教員に対しては，学生の学習プロセス全体を把握でき，より適切な学習支援を評価が行えることが期待されている[4]．さらに，学生同士の相互評価に活用することで，相手の成果からも学ぶことができ，自身の省察も促すことができるとされている[5]．

　つまり，ポートフォリオは，自身の経験を省察することによる学習と，他者との相互作用による学習を促進するツールとして期待されている．本稿では，こうしたポートフォリオを活用した学習の背景となる教育・学習理論を概観し確認していく．

■ 1. 教育・学習理論の4類型と2系列

　教育・学習理論は，その特徴から一般的に4つに類型されている．すなわち，行動主義（behaviorism），認知主義（cognitivism），構成主義（constructivism），社会的構成主義（social constructivism）の教育・学習理論である．そして，この4つの類型に関して，行動主義，認知主義は，客観主義的学習理論（objectivism）として，構成主義，社会的構成主義は，構成主義的学習理論（constructivism）として，大きく2つの系列として整理することができる（**表1**）[6]．

　行動主義や認知主義といった客観主義的学習理論では，「教授」に重点が置かれている．

表 1　各教育・学習理論の特徴

系 列	客観主義的学習理論		構成主義的学習理論	
分類	行動主義	認知主義	構成主義	社会的構成主義
代表的論者	Skinner	Gagne	Piaget	Vygotsky
知識観	知識は客観的で，普遍的に真なもの		知識は対話的で相対的に構成されるもの	
知識獲得観	知識は与えられるもの	知識はより効果的に与えられるもの	知識は一人ひとりが自ら構成していくもの	知識は社会的営みの中で自ら構成していくもの
学習観	行動の変容と知識の獲得	長期記憶とスキーマの形成	同化と調整による知識の構成	社会的営みを通した省察と相互作用による知識の構成
主体	教師中心（学習者は受動的）		学習者中心（能動的・自律的）	
評価方法	テスト		ポートフォリオ	
	能力測定	学習プロセス同定と診断的評価	セルフ・アセスメント	ピア・アセスメント，（専門家による）他者評価

注：植野（2010）を参考に作表

　世界には学ぶべき客観的事実が存在し，学習者は教えられて，思考の中でその内容と構造を複製することが期待されている．出来事の解釈をするのは教師や指導者の役割であり，学習者の役割とされてはいない[7]．学習は学校化されており，教員によって学生のレベルに合った目標があらかじめ設定され，教授内容を分析・構造化し，教員から学生への知識・スキルの伝達を効率的に行うことに関心が払われる．

　一方，構成主義，社会的構成主義といった構成主義的学習理論では，「学習」に重点が置かれている．学習者を取り巻く社会的状況や日常生活，他者との相互作用などからもたらされる実体験を通して学習していくことに関心が払われており，与えられた知識・スキルを吸収するよりむしろ，学習者自らが課題を見つけ，解決方法を探ることのできるメタ認知能力を養うことに重点が置かれている[8]．学習者は，積極的に環境に働きかけ，未知の状況に対応し，既存の知識を駆使して，新しい知識を主体的に構築していく存在として期待されている．ここで結論を先取りすれば，ポートフォリオに期待されている，自身の経験を省察することによる学習と，他者との相互作用による学習は，主に社会的構成主義の学習理論に立脚しているものであると言える．

　本稿では，行動主義，認知主義，構成主義，社会的構成主義の4つの学習理論の特徴を概観し，最後にポートフォリオによる学習に直結する社会的構成主義の理論について確認していく．（なお，評価法については，次節の，前田崇「ポートフォリオ評価法−教育・社会的背景と課題−」において論じられるため本稿では割愛する．）

■ 2. 客観主義的学習理論—行動主義と認知主義

1）行動主義

行動主義とは，20世紀前半に強い影響力をもった心理学研究のアプローチで，学習を行動の変容と捉える考え方である [9]．学習は，刺激と反応を報酬によって連合（association）できるものとして捉えられている．条件反射説を提唱したPavlov，試行を繰り返すことで誤反応が減少していくという試行錯誤説を提唱したThorndike，刺激と反応といった測定と検証が可能な科学としての心理学を提唱したWatsonといった論者がいる．

代表的論者であるSkinnerは，オペラント（operant）条件付け理論を提唱した．オペラント条件付けとは，刺激に対する反応に向けて，適切な報酬を与えることで，好ましい自発的行動を強化できるというものである．Skinnerは，以下のような実験によってそれを明らかにした．スキナー箱という実験箱にラットを入れ，ブザーの音の刺激に対し，レバーを押すという正しい反応をするとエサがもらえ，正しくない場合には何をもらえないようにしておいた．次第に，ラットはブザーの音に反応してレバーを押すようになり，また，試行錯誤を繰り返すうちにブザーが鳴った直後にネズミがレバーを押す頻度が増加していく．

Skinnerはこの理論を人の学習にも応用し，プログラム学習という学習方法を提案している [10]．プログラム学習は，スモールステップ，即時確認，能動的反応，自己ペースの4つの原理をもつ個別教授法であり，学習者のために課題を細かく分け（スモールステップ），すぐに正解・不正解を即座に与え（即時確認），学習者の意欲を高め（能動的反応），学習者の進度に応じて学習を進める（自己ペース）方法である．さらにSkinnerは，問題と正解の提示を自動化するため，ティーチング・マシンを考案した．コンピュータを用いて，問題の提示，採点，フィードバック，正答率が上がれば次のステップへ移動するという仕組みをもっている．こうした学習の方法は，一般的にCAI（Computer-assisted Instruction）と呼ばれ，現在でもコンピュータの高機能化とともに，個別指導やCBT（Computer Based Training）など様々なプログラムや教材に活用されている．

こうしたプログラム学習やCAIでの教員の主な役割は，獲得させたい知識を学習者が学習しやすく分けて伝達し，学習者の反応に対して適切なフィードバックを与えることである．効果的な知識獲得を最大の目的とするため，学習者の関心や意欲はさほど配慮されることはない．

以上のような行動主義の見地に立った学習は，正しい反応への報酬で強化し連合させることによって，行動の変容や知識や単純なスキルを獲得する上では効果を上げることに貢献する．しかし反面根本的な欠点をもっており，それは答えが出ている課題しか学習できないということである．現実の社会にはすぐには解答が出ない複雑な課題が山積されているが，行動主義の学習方法ではこうした課題に対して対応する深い理解を獲得することは困難であることが指摘できる．

2）認知主義

　行動主義では行動の変化と，行動変化をいかに好ましい方向に促進するかに着目がなされていた．認知主義では，学習は単なる刺激と反応を報酬によって連合されるものでないことを強調し，外に現れた行動よりも，認識の仕方（＝認知）そのものが問題にされている[11]．

　例えば，チンパンジーは，高所にあるバナナをとるために，箱を重ねたり，棒を使ったりすることができるが，この行動は行動主義で指摘されたような試行錯誤で生まれるものではなく突然生じる．そして，一度成功すると同様の状況では確実に同じ行動をとる．このことを Köhler は洞察（insight）による学習と名づけた[12]．Köhler は，学習とは刺激-反応の連合による行動変容ではなく，目的と手段の関係を発見し，それに合わせて新たに構造化されていくことであると捉えている．

　また，認知主義では知覚，記憶，学習，言語，思考，推理といった，高度な情報処理プロセス（＝認知）の解明も研究対象とされている．1940 年代半ばにコンピュータが発明されたことにより，人間を一種の情報処理システムと捉え，その認知の仕組みをモデル化しようとするアプローチが生まれ，1950 年代後半より「認知心理学」という分野が確立されてくる[13]．

　認知主義のアプローチでは，記憶は，感覚記憶（sensory memory），短期記憶・作業記憶（short-term memory/working memory），長期記憶（long-term memory）の 3 領域に分類され検討されている[14]．感覚記憶とは，聴覚・視覚からの刺激としての情報を一時的に記憶するものである．その中で注意が喚起されたものは，次の短期記憶（作業記憶とも言われる）に移行する．短期記憶は，人が頭の中で作業するときに使われる記憶で，限られた数の項目しか保存できない．Miller は短期記憶に保存できる数の限界が 7 ± 2 であるということを発見した（マジカルナンバー 7 ± 2）[15]．そして，この 7 ± 2 は，ただ 7 文字や 7 桁の数字といったもののみではなく，単語や名前といったまとまりのある情報単位（チャンク：chunk）で記憶を形成していることを明らかにしている．

　また，短期記憶の中では，情報を意識的に認知し，他の情報との関連を見いだそうとしたり，また，繰り返し情報を反芻し（リハーサル），短期記憶により長く留めおいたり，長期記憶に転移させようとする．ただし，ただリハーサルの回数を多くすれば，長期記憶に転移できるわけではないことが Craik と Watkins によって明らかにされている[16]．

　長期記憶とは，半永久的な記憶であり，情報は意味や重要性・関連性といったスキーマ（schema）によって記憶されると考えられている．スキーマとは，メンタルモデルや認知的枠組みとも言われるもので，人はこのスキーマに基づいて知識を整理し，新しい知識を既存の知識と関連づけるとされている．

　Quillian は，長期記憶の構造を検討し，意味ネットワーク（semantic network）モデルを提唱した[17]．意味ネットワークモデルとは，長期記憶における記憶は，知識が無秩序に保存されているのではなく，意味によって知識が階層的に整理されて蓄積されているとい

表 2　Gagne らによる 9 つの教授事象

①学習者の注意を喚起する	
②学習者に目標を知らせる	学習の準備
③前提条件を思い出させる	
④新しい事項を提示する	
⑤学習の指針を与える	習得と実践
⑥練習の機会をつくる	
⑦フィードバックを与える	
⑧学習の成果を評価する	学習の転移
⑨保持と転移を高める	

注：Gagne et al.（2005）の訳書（2007）をもとに作表

う考えである.

　Collins と Quillian は，このモデルの妥当性を，文の真偽判断を求めた課題への反応時間から実証した[18]. それは「カナリアは歌える」,「カナリアは飛べる」,「カナリアは皮膚がある」といった正しい文の中に,1つだけ「カナリアはエラをもっている」という間違った文を混ぜ，Yes-No のボタンを押すという実験である. 結果は，個々の概念であるノード（node）の階層の差が近いほど記憶を呼び起こす時間が短くなるよう，効率的な記憶（認知的経済性）がなされており，記憶は，個々の概念であるノードが他の概念とリンク（link）し，上位 - 下位概念に基づいて階層的に体制化されていると考えられた.

　後に Collins と Loftus は，体制化は上位 - 下位概念ではなく意味的類似性によって行われていると考え，活性化拡散モデル（spreading activation model）を提唱した[19]. 活性化拡散モデルは，概念をネットワーク構造によって表し，リンクの距離と検索時間が比例するという，従来の階層的意味ネットワークモデルの特徴を引き継いでいるが，体制化は上位 - 下位ではなく，意味的近さによってなされるとしている. また，階層的意味ネットワークモデルが概念の意味のみを考慮するのに対し，活性化拡散モデルでは，語彙の名前を考慮し，音素の類似性によって体制化された語彙ネットワークも仮定し，語彙ネットワークでのノードと意味ネットワークのノードは相互に接続されているとしている点も大きな特徴である[20].

　Gagne は，こうした短期記憶や長期記憶といった認知主義の研究成果を活用し，効率的に学習を進めていくための教授事象として，以下の 9 つを挙げている（**表 2**）[21].

　認知主義の理論では，自らの頭の中での情報処理プロセスを行い，長期記憶に残ったものやスキーマとして形成されたものが学習の成果であり，長期記憶への移行を促進するこ

とが学習の促進につながると捉えられている．また，前提として，知識は個人の外に客観的に存在し，学習者へと転移されるものであるという考え方に立っている．

こうした認知主義に基づく学習での教員の役割は，学習者が新規の情報を頭の中で処理し，既存の知識と関連づけ，後にその情報を引き出しやすくすることであった．学習者が教材を認知的にどのように処理するかを考え，効果的に与えるという点においては，行動主義より学習者の視点に立っていると言える．Gagne の言う，学習の指針の提供や適切なフィードバックは，体験による学習やポートフォリオを活用した学生の自立的な学習においても非常に重要な視点である．

■ 3. 構成主義的学習理論—構成主義と社会的構成主義

構成主義的学習理論では，知識は主観的に構成されるもので，客観的に存在するものではないという立場をとっており，人間の知識や基準は自らが構成していくという議論である．構成主義的学習理論には，構成主義と社会的構成主義の2つの学習理論がある．構成主義は，知識の構成は本人のみによって行われるという立場で，新規の知識と，学習者の既存の知識が再構成されることが学びであるという考え方である．社会的構成主義は，構成主義の考え方に基づきつつ，外部環境や他者（社会）の存在をより重要視した立場である [22]．双方とも知識は自らが構成していくものと捉えられているが，社会的構成主義はより外部環境や他者との相互作用に注目しているという点に違いがある．

1）構成主義

構成主義とは，知識は主体自らが行動を起こすことによって主体の中に構成されるとする考え方である [23]．学習とは，学習者自身が能動的に知識を構築していくことであり，学習プロセスの中で多くの質的な変化が学習者の中で生じることと捉えられている．そして個々の学習者による私的な構成・意味生成に焦点を合わせ，個人が研究対象とされている．その代表的な論者に Piaget がいる．

Piaget は，乳幼児の観察をもとに，人間の認識は，個人の中で積み重ねることによって発生すると考えた．Piaget は，外界からの刺激や情報を獲得するための内部にもっているプログラムをシェマ（schéma: 認知的枠組み）と名づけ，このシェマによって人間は外界の現象を理解していくと捉えている．既存のシェマによって現象を取り込むことができる場合を同化（assimilation）といい，既存のシェマでは取り込むことができず，シェマ自体を変化させていくことを調整（accommodation）という．同化と調整を積み重ねる均衡化（equilibration）によって，よりよいシェマを形成していくことが発達の過程である [23]．この個人の学習の過程での同化と調整は，後に触れる Dewey の経験による学習の連続性の原理や Schön の reflection と類似した考え方として捉えることができるだろう．

こうした構成主義の理論は，発達心理学や教育心理学の発展に多大な影響を与え，様々な学校における教育実践の基盤となっている．しかし，学習者自身が意味を構成していくというプロセスにおいては，誤った知識の獲得や誤解を導いてしまうこともある．例えば外国語を習得の際，動詞の過去形には ed をつければよいと理解して，get の過去形を geted にしてしまうといったように，既存のシェマを過剰に一般化することで誤りを招いてしまう．これは，学習者自身の法則を抽出する能力が発達した結果とも言えるが，結果的には誤った知識の習得になる．

　また，構成主義の理論では個人の認知発達が焦点化されているため，個人の属する集団や文化の影響，他者との相互作用に言及されていない．しかし，実際の学校教育の場において，また，学校を卒業し社会に出た後の学習や熟達を考えた際，人が単体で存在し，誰からも指導や支援を受けずに，一人で知識や技能を習得することは考えられない．学習のメカニズムの解明には，より幅広く，他者や周りの環境についての検討が必要とされ，社会的構成主義の考え方が生まれてくる．

2）社会的構成主義

　社会的構成主義は，構成主義の考え方と同様に，知識は自らが構成していくという視点に立ちつつ，とくに社会環境や他者との相互作用に注目した学習の理論である．

　社会的構成主義は，Dewey と，より直接的には Vygotsky の議論を背景として，構成主義での社会環境や他者の視点の欠如への批判から登場したと言われている[24]．こうした社会的構成主義の各学習理論には，自身の経験を省察することによる学習と，他者との相互作用による学習という，ポートフォリオに直結する理論がある．以下では，より詳細にポートフォリオによる学習に直結する教育・学習の理論について概観していく．

■ 4. 社会的構成主義の各理論—省察による学習

　社会的構成主義では，学習者が自身で社会的環境から何を学びとるかに視点がおかれている．そして学習者自身が学んでいることを意識化し，意味の構成があってこそ学習が成立すると考えられている．省察による学習は，この社会での経験の意識化と意味の構成に深く関連している．

1）経験による学習—Dewey の経験学習論

　経験が学習の契機であり，省察によって自分自身を評価・改善し，その成果が個人に蓄積していくという議論は，Dewey から始まり，Schön, Kolb, Jarvis, Mezirow といった経験学習研究や成人学習研究が対象としてきた．

　そもそも，「経験による学習」という概念は Dewey によって提唱された．Dewey は「真

実の教育はすべて，経験を通して生じる」と主張した[25]．学校で教わることと実践で役にたつことが大きく乖離しており，教育の重心が子どもという学習者ではなく教授者に置かれている「旧教育」を批判し，学習者自らが主体的に経験し学ぶ教育を志向した[26].

Dewey によると，経験による学習は2つの原理をもつとされている．それは，自身の先行する経験が後続する経験に影響を与える垂直的な次元の連続性の原理と，他者も含んだ自身が生きる社会環境との水平的な次元の相互作用の原理である．Dewey は，連続性と相互作用のもとで，絶えず経験を省察し再構成していくことに真実の教育があると指摘した．

2）省察による学習—Schön の reflection

こうした Dewey の言う経験の連続性の原理の概念を中心に発展させ，専門職者の経験を通した知識獲得や刷新の方法について，省察（reflection）というアイデアを提供したのが Schön である[27].

Schön は，現代の不確実で不安定な日々の実務現場で専門性を発揮する実践者としての専門職者を論じた．Schön によると，現代の企業・教育機関・医療現場では，既に体系化された知識やスキルを適応すれば解決するような単純な状況は少なく，刻一刻と変化していく現場の状況を瞬時に読み解き，束の間の理論を構築し，クライアントと協働して即興的に対処していくことが求められるとしている．

つまり，これまでの専門職者の実践は，医師や弁護士に典型的に見られたように，臨床事例や判例の研究を通して，普遍的で真であるとされた専門的な知識や技術を適応させるといったものであったが，現代の専門職者は，専門化された狭い領域の知識や技術を適応させて対処することだけでは，複雑で総合的なクライアントが抱えている問題の解決につながらないため，省察的実践という新しい実践的認識論を駆使して仕事に従事しているという．

このように，現代においての知識や技術は，専門家であったとしても所与のものでは不足しており，自らがその状況に合わせて構築していくことが重要視されている．

また，Schön は，このような現代の不確定で不規則な状況におかれている専門職者は，タスクを遂行するために自らの能力を状況に応じて使いこなし，省察によって思考や行動のパターンを変革，刷新していける者，すなわち省察的実践家（reflective practitioner）でなくてはならないとした．また，こうした専門職者たちは，実践での経験で常に自らの行動や影響を省察していること（reflection-in-action），実践によってそれらを理解し把握していること（knowing-in-action）を明らかにした．ここでは，客観主義的学習の方法では形成できない未知の課題に立ち向かう専門職者像が示されている．

Schön は，建築デザイナー，精神療法家，自然科学者，都市プランナー，企業のマネジャーなどの専門職業従事者を対象に以上を明らかにしたが，医療専門職の成長でも省察が注目され，看護職に関してはとくに重要視されている[28].

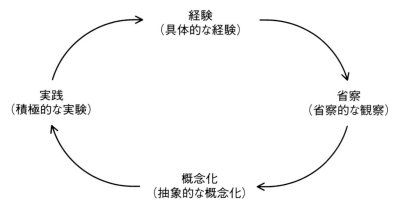

図1　Kolb による Lewin の経験学習モデル

注：Kolb（1984）をもとに作図

　ポートフォリオを活用した省察による学習は，こうした現代の専門職者に求められている学び方を組織化することで，養成課程においてその省察の習慣を身につけさせようとする試みであると考えられる．

■ 4.1 経験学習プロセス

　経験を省察によって変換し，知識を創造するプロセスをモデル化し，実務での応用に広めたのが Kolb である[29]．Kolb は，Dewey や Lewin が示した行動（action），研究（research），訓練（training）の発想[30]，そして Piaget の構成主義学習理論の研究をもとに，経験学習のプロセスを検討し，4つのサイクルをもつ経験学習モデルを提唱した（**図1**）．

　経験学習には，経験（Concrete Experience）に対し，省察（Reflective Observation）を行い，概念化（Abstract Conceptualization）によって教訓を得て，再度実践（Active Experimentation）に取り組むというプロセスがあることを示している．Kolb は，学習を，「経験を変換することを通して知識を創造するプロセス」として捉え，経験を解釈してそこからどのような法則や教訓を得たかを重要視し，経験学習サイクルを継続させる必要性を主張した．こうした Kolb のモデルは，サービス・ラーニングといった体験的な学習や，看護や教師教育などの臨床での学習，経営学における職場での学習において広く言及されている．

　以上のような，Schön や Kolb は，Dewey の言う経験の垂直的な次元である「連続性の原理」に注目し検討を進めていることにその特徴がある．しかしながら，Kolb のモデルは個人の経験の連続性に焦点化されているため，個人と他者や環境との相互作用についての配慮はなされていない（その意味では構成主義の理論に位置づけることもできるが，

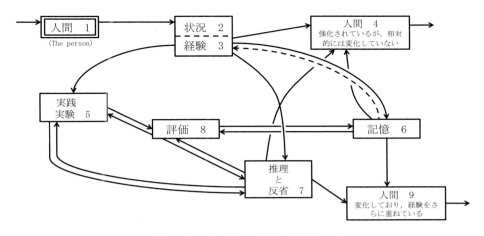

図2 Jarvis の学習プロセスモデル

注：Jarvis（1987）p.25 を引用，翻訳は山田（1995）による

Dewey の系譜にある研究であるため，ここでは社会構成主義の理論に位置づけている）．

Jarvis は，このような Kolb の経験学習モデルでの外部環境の検討不足を指摘し，社会的状況の重要性を加えた網羅的な学習プロセスモデルを提唱している（**図2**）[31]．

Jarvis のモデルの特徴として，まず，社会的状況から経験が生じるという視点を明示的に取り入れていること（2状況と3経験が一体），そして，経験によっては学習へと連結しない経験があるということ（1→2・3→4をたどる経路）が挙げられる．学習へと連結しない経験を減少させるためのツールがポートフォリオと言える．

この Jarvis のモデルでは，Dewey の言う個人の経験と省察による「連続性」と，環境と個人の「相互作用」の経験の両原理を含み，より深く経験による学習を検討することができる．

また，Mezirow は，省察による学習をさらに発展させ，学習を，「新たなあるいは改められた経験の意味の解釈を将来の行動の指針とするために，以前の解釈を利用するプロセス」として捉え，批判的省察（critical reflection）によって，自己の思考や行為を束縛している解釈・認識の準拠枠（frame of reference）を再構築させていく，変容的学習（transformative Learning）という概念を提唱した[32]．

そして，Cranton は，Mezirow の変容的学習を**図3**のようにモデル化している[33]．

人は子どもの頃から準拠枠となるパースペクティブを獲得しているが，成人になるとその前提を問い直す契機が生じる．その際に批判的省察によって，パースペクティブ自体の変容を起こしていくことが示されている．

この Mezirow の変容的学習モデルでも，Jarvis の学習プロセスモデルと同様に，社会的背景が考慮に入れられており，パースペクティブの前提を問い直す上で，「背景の変化」や「でき事」（経験），「まわりの人」（他者）は，重要な要素であると捉えられている．ま

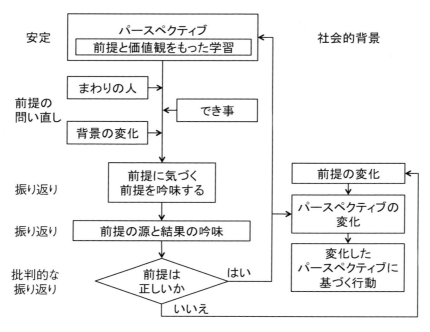

図3　CrantonによるMezirowの意識変容学習モデル

注：Cranton（1992）の訳書（1999）p.206を引用

た，パースペクティブの再構築では，知識やスキルとともに信念といった価値観を変容させていくことにも焦点が当てられている．

経験による学習には，連続性と相互作用の2つの原理があり，絶えず経験を省察し再構成していく必要性があるとされていた．また現代の専門職者には，実践を省察することによって知識や行動を刷新していく省察的実践が求められていた．

経験学習プロセスモデルからは，経験を省察によって概念化すること，学習へと連結しない経験もあること，パースペクティブ変容といった深い学習には，批判的省察や他者からの前提の問い直しが必要であるということが示されていた．

ポートフォリオに期待されている省察による学習は，こうした学習の議論から成り立っている．少しでも経験を省察し学習者自身の学びへとつながるようポートフォリオが有効に活用されることが求められる．

■ 5. 社会的構成主義の各理論―他者との相互作用による学習

ポートフォリオを活用した学習に期待されているもう1つの側面である，他者との相互作用による学習は，社会的構成主義での中心的課題であり，Vygotskyの発達の最近接領域，

図4 Vygotskyの発達の最近接領域

注：Vygotskyの訳書（2001）をもとに作図

LaveとWengerの実践共同体，Collinsらの認知的徒弟制の議論がある．

1）Vygotskyの最近接発達領域

　Vygotskyは，「発生的に見て，社会の諸関係，つまり実際の人と人との関係が，すべての高次精神機能の基礎となっている．これらの機能のメカニズムは，社会の写しである．それらは，社会秩序の中の諸関係が内化され，個人のパーソナリティに引き写されたものである．精神の構成と発生と機能，つまり，その本質は社会的である」[34]と述べている．

　つまり，Vygotskyにとって，論理的な記憶や選択，意思決定，学習や言語理解といった高次精神機能は，学習者を取り巻く他者，社会的関係の写像として考えられ，人間の記憶や思考は，社会的な関係から構成されるものであると捉えられている．

　こうしたVygotskyが提唱した最も有名な概念は，発達の最近接領域（zone of proximal development: ZPD）である（**図4**）[35]．Vygotskyによると学習によって到達できる水準には，一人で到達できる現下の発達水準と，他者からの助力や相互作用によって到達できる可能的発達水準が存在するという．Vygotskyは，その現下の発達水準と，可能性発達水準の隔たりを発達の最近接領域と名づけ，他の子ども，生徒，学生や，教員といった他者からの働きかけ，かかわり，支援によって実現される可能性の領域があることを指摘した[36]．このようにVygotskyは，子どもの認知発達は，他者の支援を受けながら，他者と子どもが互いに関わりあう社会的相互交渉によって発達すると主張し，学習者は発達の最近接領域において，他者との関係の中で自らが学んでいることを示した．

　また，Vygotskyは，高次精神機能が，社会的に現れている精神間的機能から，個人的な精神内的機能へ移行する過程を学習として規定しているが，そのプロセスの説明に「内言」「外言」という概念を用いた．言葉には，他者とのコミュニケーションの道具としての「外言」と，自身の心の中で省察や思考に用いる「内言」があるが，まずは外言によって社会に存在する他者との対話を行ううちに知識が形作られ，内言を通して知識を個人的な精神内的機能に「内化」し構造化することで学習が達成される．このように自身の言葉を獲得するにも前提として他者が必要であることが示され，学習に対して他者が果たす役割が重

視されている.

2) Lave と Wenger の実践共同体

社会的構成主義の学習理論を，文化人類学の見地から発展させ，コミュニティ内のメンバー間の相互作用を学習の契機として捉えた理論として，Lave と Wenger の実践共同体（Community of Practice）の議論がある [37].

Lave らは，徒弟制的な共同体に焦点を当て，その中で自然発生的に行われている教育的営みを通して，新人がどのようにして熟達し一人前になっていくのかについて探求した．ユカタン半島の産婆や西アフリカの仕立屋，海軍操舵手，肉加工職人などの実態を調査し，その結果，学習とは，状況に埋め込まれた活動（situated learning）であり，個人の脳内での認識論的な問題ではなく，実践と不可分で，属する社会関係での文脈や状況と切り離すことができないものと指摘されている.

例えば，ユカタン半島の産婆見習いの少女は，ベテラン産婆である母親から何も教えられることはなく，母が出産前のマッサージを施している間部屋の隅で座っていたり，難しいケースや成功した結果などを聞いていたりする．成長するにつれて使い走りや出産後検診に同行したりしながら，徐々に知識やスキルを身につけ，どこかの時点で自分がこの仕事を実際にしたいと決意するようになっていた．また，西アフリカの仕立屋は，徒弟は親方や兄弟子の作業を観察することから始め，衣服の全体像を把握できるよう，前段階がどのように次の段階に役だっているかを理解できるよう，製造ステップとは逆の順番で全体から部分を学んでいく．始めはボタン付けのような簡単の仕事を任される．それができるようになると，生地を縫うことや生地の裁断という段階へと進んでいき一人前となっていた.

こうした実践共同体の中での学習は，まさしく学習者自身の営みである．学習者は，新参者として実践共同体に正式なメンバーとして正統的に，責任が軽い周辺から参加することから始め（正統的周辺参加：Legitimate Peripheral Participation），やがて古参者や親方として，十全的参加（full participation）へと移行していく．実践共同体内での文脈や状況に根付いている知識やスキルやアイデンティティを，学習者が実践共同体内の熟練者の観察・模倣といった相互作用を通して，学習者自身で既有知識と新知識とを再構成し獲得していく．そして，その過程を学習の深化として捉えている．また，自分なりの工夫や方法を生み出すこと，十全的参加に伴いメンバーに認められ仕事を任されること，新しい役割や役職を担うこと，モチベーションや自己意識の変容をさせていく学習は，こうしたメンバー間の相互作用によって生まれると捉えられている．また，個人の学習だけでなく，メンバー間の相互作用によって，コミュニティ自身の文脈や状況といった社会環境も再構成され，ルーチンも更新されていくとされている.

Lave らの研究は，学習は実践と不可分であり，属するコミュニティの文脈や状況と切り離すことができないものであることを明らかにしている．これは，知識を内化する過程

表3　Collins らの認知的徒弟制での6つの学習支援方法

1. モデリング（modeling）	学習者が観察できるように熟達者が作業を行う
2. コーチング（coaching）	学習者が作業している間，熟達者がその様子を観察して助言を与える
3. スキャフォルディング（scaffolding）と，フェーディング（fading）	学習者が作業をやり遂げることができるよう，熟達者が支援する．そして次第に支援を減らしていく．
4. アーティキュレーション（Articulation）	学習者が自身の知識，論拠，またはその領域での問題解決プロセスを明確化できるようにする
5. リフレクション（Reflection）	学習者が自身の問題解決プロセスを，熟達者のものや，他の学習者のもの，最終的には，熟達化の内的な認知モデル（internal cognitive model of expertise）と比較できるようにする．
6. エクスプロレーション（Exploration）	学習者が自分自身で問題解決していくモードに押し出す．問題解決と問題設定における，支援を徐々に減らすことの自然な集大成．

注：Collins et al.（1989）をもとに作表

を学習とみなすという従来の学習観と対照的に，学習が本来もっている社会的な特性に焦点をあて，新たな学習観を提示することとなった．またLaveらは，知識の獲得は教授によって成されるものではなく，その実践共同体内での文脈や状況に根付いている知識やスキルやアイデンティティを，熟練者の観察・模倣といった相互作用を通して，既有知識と新知識とを再構成し獲得していくという熟達のメカニズムを明らかにした．

3）Collins らの認知的徒弟制

Lave らと同時期に，徒弟制での学習形態に注目した研究者として，Collins らが挙げられる．Collins らは，伝統的な徒弟制のなかでの親方と弟子の関わり方について検討し，認知的徒弟制（cognitive apprenticeship）という，学校や様々な学習環境で活用できる能力開発を促す方法を提唱した（**表3**）[38]．

モデリングから，コーチング，スキャフォルディングとフェーディングまでの過程は，伝統的な徒弟制においても核となっているもので，アーティキュレーションとリフレクションは，知識やプロセスの明確化や省察を支援するという，より学習者の認知的領域を支援する方法である．とくにリフレクションは，経験学習プロセスでも重要視されていたが，熟達者が学習者のリフレクションを支援することが求められている．エクスプロレーションは，学習者を自身で問題解決できる熟達者として自立させていくことが目指され，それが人材育成の集大成となる．

この認知的徒弟制では，自然発生的に行われている社会的関係のなかでの学習形態を活かし，学習者自身による学習を効果的に支援する枠組みを提示しており，対人での学習の

Ⅰ-2　ポートフォリオの教育・学習理論的背景　35

支援方法として大きな示唆を与えている．知識やスキルが単純な場合，客観主義的学習理論が提示するような教授という方法でも十分に獲得が可能である．しかし，知識構造が複雑な場合（例えばメタ知識の獲得や信念形成）は，一般的な教授ではなかなか効果は得られず，時間をかけた関わりや相互作用による学習が求められるであろう．

　以上，他者との相互作用による学習について概観してきた．人の記憶や思考は社会的関係から構成されるものであり，他者からの働きかけ，かかわり，支援によって学習者一人では実現できない発達の水準に到達できることが示されていた．また，自身の言葉を獲得するにも前提として他者が必要であることが示されていた．そして，徒弟制的な集団での学習は，学習者自身が熟練者の観察・模倣といった相互作用を通して，知識やスキルのみでなくアイデンティティや役割を獲得していくことが明らかにされ，それを促進するためのスキャフォルディングやリフレクションなどの方法も提示されていた．

　ポートフォリオに期待されている他者との相互作用による学習には，こうした学習の理論が活かされている．より緊密で効果的な相互作用によって学習が促進されることが示されており，相互作用を活発化させるツールとしてポートフォリオが活用されることが求められる．

■ おわりに

　本稿では，ポートフォリオの教育・学習理論的背景を，行動主義，認知主義，構成主義，社会的構成主義の４つの学習理論の特徴を概観してきた．

　行動主義においては，学習は行動の変容と知識の獲得として捉えられていた．認知主義では，学習は頭の中の情報処理の結果として起こる長期記憶とスキーマの形成と考えられていた．構成主義では，学習は既存と新規の知識の同化と調整により自ら構成していくものと考えられ，社会的構成主義では，社会的な営みを通した経験の省察と相互作用によって自ら構成していくものとして捉えられていた．

　複雑で不確実な現代社会では，既に発見された知識を適応させていくだけでは不十分で，社会的構成主義の理論で指摘されているような，現場での経験を省察し自らの学びにしていく能力や，他者とともに学ぶことによる相互作用によって自らを作り上げていく能力が必要である．しかし一方で，そうした能力を育成するには，時間と教員の手間が非常にかかり，学習の評価や教育の質保証も簡単ではない．また学習者の主体性が前提であるため，モチベーションの低い学習者には難しい学習アプローチであるとも言える．

　しかしながら，学生たちが少しずつでも経験を省察し，学びへとつなげたり，また，他者との相互作用を活発化させる能力や習慣を身につけられるよう，教員一人ひとりがポートフォリオの教育・学習理論的背景を意識し，有効に活用されることが求められる．

なお，本稿の一部は，既に発表した以下の拙稿に加筆修正したものである。

（1）現場における学習研究の現状と課題．北海道大学大学院経済学研究科経済学研究 2015; 65(2): 3-32.

（2）仕事現場における連携と学習：救急救命士を対象とした実証研究．北海道大学大学院経済学研究科博士論文, 2016.

■ 文 献

1　松下佳代．学びの評価．「学び」の認知科学事典（佐伯胖監修・渡部信一編），大修館書店，東京，2010, p.444.

2　岡田美智雄．リソースの中に埋め込まれた学び．「学び」の認知科学事典（佐伯胖監修・渡部信一編），大修館書店，東京，2010, p.537.

3　森本康彦．eポートフォリオの普及．大学力を高めるeポートフォリオ：エビデンスに基づく教育の質保証をめざして（小川賀代・小村道明編著），東京電機大学出版局，東京，2012, p.24-41.

4　伊藤彰一．評価法．アウトカム基盤型教育の理論と実践（田辺政裕編著），篠原出版新社，東京，2013, p.89-110.

5　植野真臣．知識社会におけるeラーニング．培風館，東京，2007.

6　植野真臣．知識観の変遷と評価理論．学習評価の新潮流（植野真臣・荘島宏二郎著），朝倉書店，東京，2010, p.1-36.

7　Jonassen DH. Objectivism versus constructivism: Do we need a new philosophical paradigm? *Educational Technology Research and Development* 1991; 39(3): 4-14.

8　久保田健一．構成主義パラダイムと学習環境デザイン．関西大学出版部，大阪，2000.

9　川合伸幸．動物の学び．「学び」の認知科学事典（佐伯胖監修・渡部信一編），大修館書店，東京，2010, p.368-386.

10　宮坂琇子．プログラム学習．新版教育小辞典（平原春好・寺﨑昌男編），学陽書房，東京，1998, p.249.

11　市川伸一．学習と教育の心理学（増補版），岩波書店，東京，2011.

12　Köhler W. Intelligenzprüfungen an Menschenaffen. Springer, Berlin, 1921（宮孝一訳．類人猿の知恵試験，岩波書店，東京，1961）．

13　市川伸一．学習と教育の心理学（増補版）．岩波書店，東京，2011.

14　青木久美子．eラーニングの学習理論．eラーニングの理論と実践（青木久美子編著），放送大学教育振興会，東京，2012.

15　Miller GA. The magical number seven, plus or minus two: Some limits on our capacity for processing information. *Psychological Review* 1956; 63(2): 81–97.

16　Craik FIM, Watkins MJ. The role of rehearsal in short-term memory. *Journal of Verbal Learning and Verbal Behavior* 1972; 12: 599-607.

17　Quillan MR. Semantic Memory. in Minsky M.（ed.）Semantic Information Processing.

MIT Press, Cambridge, 1968, p.216-270.

18 Collins AM, Quillian MR. Retrienval time from semantic memory. *Journal of Verbal Learning & Verbal Behavior* 1969; 8: 240-247.

19 Collins AM, Loftus EF. A spreding-activation theory of semantic processing. *Psychol. Rec* 1975; 82: 407-428.

20 佐藤基治, 坂元滋信. 活性化拡散モデルに関する実験的研究, 福岡大学人文論叢 2006; 38(3): 729-762.

21 Gagne RM, Wager WW, Golas KC, et al. Principles of Instructional Design. 5th ed., Thomson Wadsworth, Belmont, 2005.（岩崎信, 鈴木克明監訳. インストラクショナルデザインの原理, 北大路書房, 京都, 2007）.

22 大島律子, 大島純. テクノロジー利用による学びの支援.「学び」の認知科学事典（佐伯胖監修・渡部信一編）, 大修館書店, 東京, 2010, p.484.

23 ジャン・ピアジェ, ベルベル・イネルデ著, 波多野完治, 須賀哲夫, 周郷博訳. 新しい児童心理学, 白水社, 東京, 1969.

24 古屋恵太. 社会的構成主義におけるヴィゴツキーとデューイ:「活動」概念の導入は何をもたらすか. 首都大学東京人文学報教育学 2011; 36: 63-81.

25 Dewey J. Experience and Education. Macmillan, New York, 1938（市村尚久訳. 経験と教育, 講談社, 東京, 2004）.

26 Dewey J. The School and Society. revised ed., The University of Chicago Press, Chicago, 1915（宮原誠一訳. 学校と社会, 岩波書店, 東京, 1957）.

27 Schön DA. The Reflective Practitioner: How Professionals Think In Action. Basic Books, New York, 1983（柳沢昌一, 三輪建二訳. 省察的実践とは何か: プロフェッショナルの行為と思考, 鳳書房, 東京, 2007）.

28 Bulman C, Schutz S. Reflective Practice in Nursing: The Growth of the Professional Practitioner. 5th ed., Wiley-Blackwell, Hoboken, 2013.（田村由美, 池西悦子, 津田紀子監訳. 看護における反省的実践, 看護の科学社, 東京, 2014）.

29 Kolb DA. Experiential Learning: Experience as the Source of Learning and Development. Prentice-Hall, Upper Saddle River, 1984.

30 Lewin K. Action Research and Minority Problems. *Journal of Social Issues* 1946; 2: 34-46（末永俊郎訳. アクション・リサーチと少数者の諸問題, 社会的葛藤の解決: グループ・ダイナミックス論文集, 東京創元社, 東京, 1954, p.269-290）.

31 Jarvis P. Adult Learning in the Social Context, Croom Helm, London, 1987., 山田誠. 成人の学習過程に関する一考察: P. ジャーヴィスの成人学習論を手がかりとして, 中国四国教育学会教育学研究紀要 1995; 41(1): 254-259.

32 Mesirow JD. Learning as Transformation: Critical Perspectives on a Theory in Progress. Jossey-Bass, San Francisco, 2000.

33 Cranton PA. Working with Adult Learners. Wall & Emerson, Toronto, 1992.（入江直子, 豊田千代子, 三輪建二訳. おとなの学びを拓く: 自己決定と意識変容をめざして, 鳳書房, 東京, 1999）.

34 Vygotsky LS. The collected works of L. S. Vygotsky: Volume4; The History of develop-

ment of higher mental functions. Plenum Press, New York, 1997（Original 1931）.

35 Vygotsky LS. Mind in society: The development of higher psychological processes. Harvard University Press, Cambridge, 1978.

36 ヴィゴツキー著, 柴田義松訳. 思考と言語. 新読書社, 東京, 2001.

37 Lave J, Wenger E. Situated learning: Legitimate peripheral participation. Cambridge University Press, Cambridge, 1991.（佐伯胖訳. 状況に埋め込まれた学習：正統的周辺参加, 産業図書, 東京, 1993）.

38 Collins A, Brown JS, Newman SE. Cognitive apprenticeship: Teaching the crafts of reading, writing, and mathematics. in Resnick LB.（ed.）Knowing, learning, and instruction: Essays in honor of Robert Glaser. Lawrence Erlbaum Associates, Mahwah, 1989, p.453-494.

I-3 ポートフォリオ評価法
ー教育・社会的背景と課題ー

■ はじめに

　ポートフォリオの主な役割として，①自己主導型学習を促進するためのツール，②「真正の評価」を行うための評価法，③学習・教育の質保証・質向上のエビデンス，という3つを挙げることができる．本節では，主に②と③について論じる．第一に教育評価の基礎を概説し，第二に「真正の評価」を行うための教育評価理論の理論的背景を概観した後，求められる能力観の変容について検討する．最後に，ポートフォリオ評価法の特徴と課題を述べる．

■ 1. 教育評価の基礎

1）評価，教育評価とは

　まず，「評価」の字義を確認しておこう．『広辞苑』によれば，「評価」とは「①品物の価格を定めること．また評定した価格．②善悪・美醜・優劣などの価値を判じ定めること．特に，高く価値を定めること[1]」である．教育における評価，すなわち「教育評価」は「教育の活動・成果や教育目標の達成度を評価・判定すること．学習者・教師・学校・教育行政・教育環境等の評価を含む．エバリュエーション[2]」である．

　教育学における教育評価論の代表的論者である梶田叡一によれば，「教育評価」とは，最広義には「教育活動と直接的あるいは間接的に関連した各種の実態把握と価値判断のすべて」であるが，その中核は「教育活動と直接的な関連を持つものである[3]」．教育評価には，カリキュラム評価，教育環境の評価なども含まれるが，本節で扱うのは主に教授・学習活動の評価である．

2）教育評価の機能ー診断的評価，形成的評価，総括的評価

　ブルームはスクリヴァン[4]の提唱した「形成的評価」という着想を発展させ，授業のプロセスで実施される評価を「診断的評価」（diagnostic evaluation），「形成的評価」（formative evaluation），「総括的評価」（summative evaluation）に分類した[5]．

　形成的評価は，学習過程の習得の程度を明らかにし，かつ未だ習得されていない課題は

どの部分かを正確に指摘することを目的とする．したがって，学習者の成績をつけたり認定したりすることを目的にするものではなく，学習者が学習内容を完全に習得するためにはどんな課題が必要かを学習者と教育者の双方に明らかにすること（フィードバック）を目的とするものである[6]．「フィードバック」（feedback）は，元来，自然科学におけるシステム理論の用語で，あるシステムにおいて出力の情報を入力側に戻すことを指す[7,8]．例えば，家屋の暖房に使用するサーモスタットは検知器が室温を検知し，その出力情報を入力側（加熱あるいは冷却装置）に戻す（フィードバック）ことによって，室温を設定温度に保つというように，自己制御を行っている．こうしたシステム理論は教育学や社会学にも応用されており，教育評価論においては，教育評価の結果（出力情報）を学習者や教員（入力側）に戻すという意味で使用されている．その意味では，学習者や教員はフィードバック情報（教育評価の結果）を得て，その情報に基づいた適切な対応・改善を行うことで，教授・学習システムを自己制御しているといえるだろう．

　それに対して，総括的評価は，全課程あるいはその一部分について達成された学習成果の程度を把握するという一般的な評価である[9]．

　診断的評価は，形成的評価，総括的評価と密接な関係にあるが，様々な点で区別される．診断的評価は，形成的評価や総括的評価と同様に，生徒の行動のある側面の価値づけ，測定，記述，分類に基づくが，授業の開始時に学習者を適切に位置づけることと，授業の展開にあたって，学習者の学習上の難点の原因を発見することの2つを目的とする点で，他の2つの評価と区別される[10]．

　授業の開始前に行われる診断的評価の機能は学習者を位置づけることである．授業開始前の学習者の状態を明確にすることによって，授業をそれに適したものにすることができる．また，診断的評価は，学習者を位置づける機能において，教育上の「グループ分け」と深い関係にある．授業の進行中に実施される診断的評価の機能は，通常の治療的指導ではよくならない学習の遅れなどの原因や背後状況を明らかにすることである[11]．

　ポートフォリオ評価法は，形成的評価にも総括的評価にも用いられると言われるが[12]，診断的評価にも使用することができるだろう．

3）教育評価の方法原理－信頼性，妥当性，実行可能性，公正性

　最も基本的な評価方法の原理として，妥当性（validity），信頼性（reliability），実行可能性（feasibility, manageability），公正性（equity）がある．

・妥当性

　「妥当性」とは，「ある評価の方法がどの程度に当初意図した内容の評価にかなっているかを問題とする[13]」ものである．すなわち，「評価したいものを本当に評価しているか[14]」を問う概念である．「妥当性」は「構成概念妥当性」（construct validity），「内容妥当性」（content validity），「規準関連妥当性」（criterion-related validity）などに分類される．

「構成概念妥当性」とは，「その評価方法が評価対象として想定されている構成概念をどの程度適切に測ることができているのかに関する概念[15]」である．心理学では「構成概念」は，「表面にあらわれた現象の背後にある技能や属性をさす用語[16]」として用いられている．「構成概念」は「説明用具であり，人間の行動の特性について理論的に構築されたもの[17]」であり，例えば，理解度，劣等感，適性などのように，直接観察することができないものである[18].

「内容妥当性」とは，「その評価方法が構成概念に基づく評価対象をどの程度的確に代表または抽出しているのかを問う概念[19]」である．例えば，数学のテスト問題が計算問題のみから構成されていた場合，この数学のテストは計算能力だけしか測定しておらず，数学の能力を測定するものではない．したがって，この数学のテストは内容妥当性が乏しいとされる[20].

「規準関連妥当性」は「併存的妥当性」（concurrent validity）と「予測的妥当性」（predictive validity）に区別される．「併存的妥当性」は「その評価方法が同じ構成概念を測ろうとしている他の評価方法と比較考量して，どの程度の結果をもたらすかに関する概念[21]」である．また，「予測的妥当性」は「その評価方法が将来の業績や学力をどの程度正確に予想できるのかに関する概念[22]」である．

・信頼性
「信頼性」とは，「テストが測定しようとしている技能や達成事項をどの程度正確に測定しているか」[23]を問うものである．信頼性には，①「テストの信頼性」と②「テストの採点の一貫性」の2つがある[24].

①「テストの信頼性」
テストの信頼性とは，「テスト得点などの測定値が，なんらかの意味で一貫している程度のこと」であり，安定性，内的整合性，並行検査間の互換性のようなものを含む複合的な概念であると考えられている[25]．安定性とは時間をおいて繰り返し測定したとき，測定値が一貫している程度のことである．例えば，体重を測るために体重計に続けて2回乗った際，1回目と2回目の測定で同じ体重が示されれば信頼性が高いということになる．反対に，1回目と2回目の測定で10キロも20キロも差が生じるようであれば信頼性が低いということになる．内的整合性に関しては，単一の属性を測定するテストであれば，そのテストに含まれる項目の得点が一貫したものであることが必要である．同じテスト作成計画に従って，2つの異なるテストを作成したとき，それらを並行検査と言い，同じ目的のためのテストであるから両者の得点が一貫していることが要求される[26].

②「テストの採点の一貫性」
テストの採点の一貫性には評価者間信頼性と評価者内信頼性の2つがある．評価者間信

頼性とは，異なる評価者が評価した場合に同じかあるいは類似した評価結果が得られる程度であり，評価者内信頼性とは，同一の評価者が複数回評価した場合に同じかあるいは類似した評価結果が得られる程度である．

　さらに，信頼性を発展させたものとして，「比較可能性」（comparability）という概念が提案されている．提案者のギップスによれば，「比較可能性」とは，教育者が評価を実施する場合の一貫性によって達成されるもので，採点者に評価基準が共通理解されているかどうか，採点者が同じ採点規則に従っているかどうかを問うものである[27]．

　このような比較可能性を高めるための手法をモデレーション（moderation：調整）といい，とりわけ評価過程を統一するモデレーションが有効とされる．モデレーションの具体的な手法には，以下の①〜⑥があるが，評価基準の共通理解を図る上で最も有効な方法は，複数の評価者が共同で「ルーブリック[28]」（rubric）を作成することである[29]．

　　①明確な評価基準の策定と作品例の提供
　　②評価者への訓練
　　③統計的手法
　　④査察
　　⑤被評価者によるアピール
　　⑥機関レベルの査定

　近年，台頭してきた「真正の評価」（authentic assessment）に関しては次節で詳しく説明するが，「真正の評価」は信頼性を多少不問にしても，妥当性を確保することが重要だという考えに基づいている[30]．例えば，医師養成における臨床実習では，実際の診療現場で評価が行われるが（WBA: workplace-based assessment）[31]，これは多肢選択式の筆記試験に比べると偶然の要素によって成否が左右されることがあり，信頼性が相対的に低くなると考えられる．しかし，医師養成のプロセスにおいて，実際の診療現場でのパフォーマンスをまったく評価しないというのは妥当性の観点からすれば不合理といえる．

・「実行可能性」

　「実行可能性」とは，「その評価方法を実施するために必要とされる基盤条件を考慮することである．その条件とは，問題作成や採点に要する時間，費用，評価者の熟練度，人的な組織などであり，まさしくカリキュラム・マネジメントが要求される[32]」．ポートフォリオ評価法は「真正の評価」を行うための評価法として有効ではあるが，この実行可能性において課題があるとされる[33]．

　こうした条件が十分でない場合は，現実的によりよいと考えられる評価を模索する努力が必要になる．

I-3 ポートフォリオ評価法－教育・社会的背景と課題－

・「公正性」

「公正性」とは,「出題や採点のプロセスに介入してくる,性別,国別,人種別,民族別,階層別などの様々な文化的バイアスを考慮して,可能な限り評価に関する条件を受験者に公平になるように整えようとするものである[34]」.日本の場合,「単一民族[35]」で,社会階層も中流がほとんどで,均質的な社会であるというイメージがある.しかし,それはイメージに過ぎず,近年は,子どもの貧困[36]や社会階層の違いによる教育格差[37]が社会問題化している.日本においても,評価の「公正性」をいかに担保するかが大きな課題になると考えられる.ポートフォリオ評価法のような「真正の評価」は,いわゆる客観テストと比較すると,相対的に信頼性よりも妥当性を重視するという特徴があるため,とくに「公正性」の面で文化的なバイアスを最小限にするための配慮が必要である.

■ 2. 教育評価理論の変遷と能力観の変容

1）教育評価理論の変遷

ポートフォリオ評価の基礎には真正の評価論と構成主義的学習観がある.ここでは近年の学習理論と教育評価理論の変遷に関して,槇野と森本の整理を参考にして簡単に概観する.

槇野や森本によれば,学習理論が1960年代に全盛を誇った行動主義から,認知主義,構成主義,社会構成主義へとパラダイム・シフトし,現在に至る中で,以下の**表1**に示すように,教育評価の理論や方法なども変化してきたという[38, 39, 40].

行動主義,認知主義,構成主義,社会構成主義という学習理論の特徴に関しては,本書の他の箇所（高橋平徳「1-2 ポートフォリオの教育・学習理論的背景」）で詳しく論じられているので,ここでは評価法に関連する部分を簡単に紹介するに留める.こうした多種多様な学習理論や評価理論の中で,構成主義や社会構成主義に基づいた学習とその評価に適合的な方法の1つがポートフォリオ評価法である.

行動主義,認知主義を基礎とした評価の特徴は学校化された評価であり,ある一時点でのテストを用いた客観的な評価が重視された.これに対して,構成主義や社会的構成主義を基礎とする評価の特徴は「真正の評価」であり,ポートフォリオ評価法などを用いて,実際に近い状況でのパフォーマンスを継続的に評価することが重視される.

「真正の評価」とは,その代表的な論者であるウィギンズによれば,「大人が仕事場や市民生活,私生活の場で『試されている』,その文脈を模写したり,シミュレーションしたりする」課題に取り組ませる中で学習者の学びを評価することである[42].また,「真正の評価」では,学習のプロセスの中に評価が組み込まれており,評価と学習を切り離すことはできない.

そのため,学習のプロセスにおける継続的な学習成果物や学習記録が重要であるとされ

表1　学習・評価理論の変遷 [41]

学習・評価理論	行動主義	認知主義	構成主義	社会構成主義
主な理論家	スキナー	ガニエ	ピアジェ	ヴィゴツキー レイブとウェンガー
学習 特徴	学校化された学習		真正な学習	
知識観	知識は普遍的に真なもの		知識は一人ひとりが自ら構成するもの	知識は社会的な営みの中で構成するもの
学習観	知識伝達		学習者の事前知識から事後知識への質的な変化	学習者の事前知識から事後知識への質的な変化（共同体の社会的な営みを通した内化）
主体	教師中心		学習者中心	
学習者の態度	受動的		能動的・自律的	
学習課題	学校化された課題		真正な課題	
情報システムへの適用	CAI ティーチング・マシン	知的CAI 知的チュータリング・システム エキスパート・システム	LOGO マインドストーム	CSCL eラーニング
評価 特徴	学校化された評価		真正な評価	
評価期間	ある時点		継続的	
評価形態	テストの客観的な評価		学習者のパフォーマンスの主観的な評価	
評価される対象	テストの点数を重視		学習活動のプロセスを通した学習成果物や記録を重視	
評価のあり方	学習と切り離された評価		学習に埋め込まれた評価	
評価方法	テスト		ポートフォリオ	
	能力測定	学習プロセス同定と診断的評価	自己評価	相互評価 他者評価

る．こうした学習成果物や学習記録，学習者の省察（reflection）などを収めるツールがポートフォリオであり，これを用いて学習者のパフォーマンスを評価するのがポートフォリオ評価法である．したがって，ポートフォリオ評価法は，教授－学習の過程と成果が，その流れに沿って"まるごと"記録として収められていく評価活動である[44]といえよう．

　もともと「真正の評価」論は，1980年代のアメリカにおいて，「標準テスト」に対する

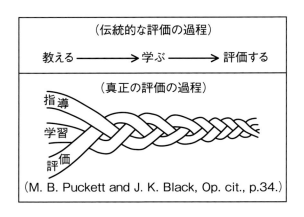

図 1 伝統的な評価と真正の評価の過程の違い [43]

批判を背景にして登場してきた[45]. 学習と評価の文脈において,「真正性 (authenticity)」の用語が正式な形ではじめて使われたのは, アーチボールドとニューマンによる 1988 年の文献の中であったといわれているが, 彼らは, 標準テストを批判し,「真正のアカデミックなアチーブメント」を評価する必要性を主張した[46]. こうした批判や葛藤を経て, 近年では「真正の評価」論が台頭してきており,「真正の評価」やポートフォリオ評価法が注目される背景には, 学習理論や評価理論の変遷があるといえよう.

2) 能力観の変容

　教育学者の松下佳代は, 1980 年代以降, とくに 1990 年代に入ってから, 多くの経済先進国で共通して教育目標に掲げられるようになった能力に関する諸概念を「新しい能力」と呼ぶ. この「新しい能力」には, 以下のような能力や特性が含まれる.

- 基本的な認知能力（読み書き計算, 基本的な知識・スキル, など）
- 高次の認知能力（問題解決, 創造性, 意思決定, 学習の仕方の学習, など）
- 対人関係能力（コミュニケーション, チームワーク, リーダーシップ, など）
- 人格特性・態度（自尊心, 責任感, 忍耐力, など）

　そして, これらの「新しい能力」概念に共通する特徴は, ①認知的な能力から人格の深部にまでおよぶ人間の全体的な能力を含んでいること, ②そうした能力を教育目標や評価対象として位置づけていること, にある[47].
　こうした「新しい能力」は, 初等・中等教育においては,「生きる力」（文部科学省）,「リテラシー」(OECD-PISA),「人間力」（内閣府・経済財政諮問会議）,「キー・コンピテンシー」(OECD-DeSeCo), 高等教育・職業教育においては,「就職基礎能力」（厚生労働省）,「社

会人基礎力」（経済産業省），「学士力」（文部科学省）というように，ほぼすべての教育段階，さらには職場における研修にまで広がっている．こうした動向は医学教育・医療者教育の領域においても例外ではない．医師養成の課程は，かつては医学的な知識・技能の習得が中心であったが，近年は人格特性や態度に関わるプロフェッショナリズムや対人関係能力を含む「新しい能力」が教育目標に掲げられ，その修得が評価されるようになってきている．

　他方で，こうした「新しい能力」（「生きる力」や「人間力」）に対する批判も存在する．例えば，教育社会学者の本田由紀はこれらを「ポスト近代型能力」と名づけ，人びとにこうした能力を絶えず要請する社会状況を批判的に考察している[48, 49]．本田の批判の主な論点は以下の3点である．第一に，「ポスト近代型能力」の重要化によって，人間の深く柔らかい部分（人格や感情，血肉化された行動習慣や身体化された立ち振る舞い，など）までを含む全体的な能力が絶えず開発・評価され，個々人の人格全体が社会に動員されることである．こうした社会では，個々人の何もかもをむきだしにしようとする評価のまなざしが充満し，評価される者は常に気を許すことができなくなる．個々人の一挙手一投足，微細な表情や気持ちの揺らぎまでが，不断に注目の対象となる．個々人の全存在が洗いざらい評価の対象になってしまうのである．第二に，しかもこうした身体や感情のレベルにまで深く根を下ろした「ポスト近代型能力」の高低に対しては，幼いころからの生活環境の質的なあり方がきわめて大きく影響するため，こうした状況は文化・教育を介した階層の再生産につながる．第三に，「ポスト近代型能力」の評価は，知識の習得に関する評価と比較すると恣意的なものとなる恐れがある．

　松下によれば，こうした「新しい能力」が台頭してきた社会的背景として，①グローバルな知識経済，②人生の個人的編成，③NPM（ニュー・パブリック・マネジメント）がある[50]．医学教育分野においては，③NPMの影響に加えて，医療の質の保証・向上に対する社会的要請とグローバルな認証評価の影響が大きいと考えられる．

　1999年に米国科学アカデミー医学研究所に置かれた米国医療の質委員会から『人は誰でも間違える－より安全な医療システムを目指して』という報告書が出され，アメリカにおいて，医療事故による年間死亡者数は推計で4万4千人にのぼり，交通事故やエイズで死亡する者よりも大きな割合を占めることが報告された．この報告書はアメリカ社会に衝撃を与え，これを契機にして医療の質保証と改善を求める社会的ニーズが高まった[51]．2001年，さらに医療の質を改善させるための6つの目標と13の提言が同委員会から報告され（『医療の質－谷間を越えて21世紀システムへ』），その中で医療従事者の育成訓練（医学教育）が提言された[52]．

　医療の質保証の柱となる医学教育の質保証を実現するために，医学教育は伝統的な教育からアウトカム基盤型教育・コンピテンシー基盤型教育へと変化し，その教育目標には医学的知識・技能の習得に留まらず，人格特性や態度，対人関係能力に関わる「プロフェッショナリズム」を含む「新しい能力」やより実践的な能力が掲げられることになった．そ

して，こうした「プロフェッショナリズム」を含む「新しい能力」を評価するための評価法の1つとして，ポートフォリオ評価法が導入されている．

このような海外での動向は，日本に輸入・紹介されることによって部分的に日本の医学教育のあり方に影響を与えてきた．今日では，米国 ECFMG（The Educational Commission for Foreign Medical Graduates）が 2023 年以降，医学教育の国際的認証を受けている医科大学・医学部の卒業生以外には受験資格を認めないと宣言したことを契機にして，日本の医学教育が国際認証を受けるという状況に至っており [53]，こうした影響は今後さらに強くなると予想される．

■ 3. ポートフォリオ評価法の特徴と課題

ポートフォリオは「真正の評価」を行うためのツールである．「真正の評価」では，学習のプロセスの中に評価が組み込まれており，ポートフォリオに蓄積された学習成果物や学習記録などを用いて学習者のパフォーマンスが評価される．

ポートフォリオ評価法では，ルーブリックに基づいて，自己評価，相互評価，教員評価・他者評価などの多角的な評価活動が行われる．こうした評価活動では，客観テストでは評価することのできない知識以外の能力や態度なども評価することができる．そのため，eポートフォリオを活用することにより，客観テストだけでは見えにくい各種スキルや経験などを見ることができるため，学習者の学習プロセスを通した学習成果や長期的な成長の評価が可能になるとされる [54]．

また，医学教育の領域では，ポートフォリオ評価法の利点として，以下の点が指摘されている [55]．

・通常のテストでは評価困難な領域を評価できる．
・1つの評価の枠組みの中で幅広いカリキュラムのアウトカムを評価することができる．
・学習をより効果的なものにできる．
・学生と教員の学習上のパートナーシップが形成されやすい．
・継続的な評価．
・実生活に近い真正の状況で、学生のパフォーマンスを評価できる．
・複数の評価法の統合．
・成績不振者の早期発見ができる．
・学習の程度（広さと深さの両方）を提示することができる．
・自己表現と創造性の提示．
・フィードバックの提供．

通常のテストでは評価困難な領域を評価することができるという点に関して，ポート

フォリオは，プロフェッショナリズムのような複雑な現象を評価するのに適した評価法であるとされる[56,57]. また，eポートフォリオを用いた実践例においても，学生はeポートフォリオによる教員のフィードバックが有益であると高く評価している[58].

他方で，以下のようにポートフォリオ評価法の欠点も指摘されている[59].

　・信頼性，ことに評価者間の信頼性
　・ポートフォリオに対する学生の態度
　・実際性／実行可能性

信頼性に関しては，評価者に対して評価するポイントやその基準の統一を目的とした訓練を行う（モデレーション）などによって改善するとされるが[60]，実際にポートフォリオ評価法を導入・実践する時に大きな課題となるのが実行可能性である．ポートフォリオ評価法を導入するには，大学や学生によるデータ集積，学習成果の期限内の提出，ポートフォリオの回収と評価者への配分，ポートフォリオの内容を審査するチューターの養成，学生に対するオリエンテーションの準備が必要である．これに加えて，評価者個人がポートフォリオを読んで採点するのにかなりの時間と労力を要する[61]. eポートフォリオの場合，ポートフォリオの回収と評価者への配分は必要ないが，その代わり，学生や教員に対するeポートフォリオ・システムの使用方法のガイダンスやFD，eポートフォリオ・システムのセッティングと管理が必要になる．

こうした実際上の課題とは別に，本田が批判するような根本的な問題が医学教育や医療者教育の領域においても検討される必要があるだろう．ここでポートフォリオ評価法それ自体の課題に加えて，日本の医学教育において実践されているコンピテンシー基盤型教育におけるポートフォリオ評価法の問題を提起しておきたい．

医学教育において「国際標準」とされるコンピテンシー基盤型教育では，医学生が卒業時に習得すべきアウトカムとして，コンピテンスが設定され，さらにその構成要素として，コンピテンシーが設定される．コンピテンスとは，「ある状況で医師が業務を行う際の複数の領域あるいは局面にわたる一連の能力」であり，「コンピテンスについて説明するには関連した能力，状況，研修段階を明示する修飾語を用いた記述が必要となる．コンピテンスは多面的で動的である．コンピテンスは時間，経験，環境で変わるものである[62]」．そしてコンピテンスの構成要素であるコンピテンシーは，「医療専門職業人の観察できる能力であり，知識，技能，価値観，態度などの複数の要素が統合されたもの」である．「コンピテンシーは観察可能であるため，測定し評価して習得を保証することができる[63]」とされる．コンピテンスの概念は文脈依存性をもち，ある特定の文脈における要求に対してそれらを結集して応答する能力がコンピテンスであると考えられている．この意味では，OECD-DeSeCoのキー・コンピテンシー概念[64]と同様の統合的・文脈的アプローチ[65]であるといえる．

表2 カリキュラム・マップの概念図

		科目1	科目2	科目3	科目4	科目5
コンピテンス1	コンピテンシー1	A	E	A	C	B
	コンピテンシー2	B	A	E	D	B
	コンピテンシー3	C	B	A	E	C
コンピテンス2	コンピテンシー1	C	C	B	A	D
	コンピテンシー2	E	D	A	B	B
	コンピテンシー3	A	E	D	C	A
	コンピテンシー4	A	A	E	D	B
コンピテンス3	コンピテンシー1	C	B	A	E	B
	コンピテンシー2	C	C	B	A	D
	コンピテンシー3	A	D	C	B	B

コンピテンシー基盤型教育の理論では，このような統合的・文脈的アプローチが採用されているが，日本の医学教育での実践において，コンピテンシー基盤型のカリキュラムが作られる際に，**表2**のようなカリキュラム・マップが作成され，統合的な「コンピテンス」や「コンピテンシー」ではなく，要素主義的な個別の能力や特性がリスト化されることがある．例えば，コンピテンス1に「プロフェッショナリズム」が設定され，その構成要素のコンピテンシーに「プロフェッショナリズム」を構成する個別の項目が設定される．さらに，「プロフェッショナリズム」を日常的に観察評価するために，心理測定ツールである P-MEX（The Professionalism Mini-Evaluation Exercise）が使用される．P-MEX は，①医師・患者関係構築能力，②省察能力，③時間管理能力，④医療者間関係構築能力の4分野24項目からなる概略評価尺度である[66, 67]．こうした場合，スペンサー＆スペンサーのコンピテンシー・マネジメント論[68]のような要素主義的なアプローチが採用されていると考えられる．

このような要素主義的なアプローチが採用されると，能力リストの1つ1つが直接的な教育・評価の対象として措定され，人間の「深く柔らかな部分」（人格や感情）までもが直接的な操作の対象となる．こうしたタイプの医学教育においては，学生は，教育目標として設定された人格・感情を含む全体的な能力の教育・評価に継続的かつ徹底的に晒されることになる[69]．そして，その結果が電子データとしてeポートフォリオに蓄積され，学習成果のエビデンスとなる．他方で，学生が医療者として必要な能力を修得し，医療安全や患者の治療に貢献してもらいたいという社会的な要請がある．学習者「個人」の内面の「魂の自由」（「それぞれの主体にとって＜至高なもの＞」）[70]と医療者の質に対する「社会」の要請をどう調停するか，この難しい問題に答えていく必要があるだろう．

近年，高等教育・医学教育の改革が急速に進んでおり，その中で，ポートフォリオは有効なツールとして紹介され，採用されてきた．ポートフォリオの意義の1つとして，省察の重要性が説かれるが，私たち自身がこうした「新しい能力」とその評価法，そしてこれらの教育的・社会的背景を批判的に考察し，一度立ち止まって，近年の高等教育改革・医学教育改革の潮流や自らの教育実践を深く省察する必要があるのではないだろうか．

■ 文　献

1　新村出編．広辞苑（第六版），岩波書店，東京，2008．

2　新村出編．広辞苑（第六版），岩波書店，東京，2008．

3　梶田叡一．教育評価〔第2版補訂版〕，有斐閣，東京，2002，1．

4　Scriven, M. The methodology of evaluation. AERA Monograph Series on Curriculum Evaluation, 1967, No.1, pp.39-83.

5　ブルーム BS, ヘスティングス JT, マドゥス GF 著，梶田叡一，渋谷健一，藤田恵璽・訳．教育評価法ハンドブック―教科学習の形成的評価と総括的評価―，第一法規出版株式会社，東京，1973，80．

6　ブルーム BS, ヘスティングス JT, マドゥス GF 著，梶田叡一，渋谷健一，藤田恵璽・訳．教育評価法ハンドブック―教科学習の形成的評価と総括的評価―，第一法規出版株式会社，東京，1973，89．

7　ベルタランフィ V. 著，長野敬，太田邦昌・訳．一般システム理論―その基礎・発展・応用―，みすず書房，東京，1973．

8　ウィーナー N. 著，池原止戈夫，彌永昌吉，室賀三郎，戸田巌訳．サイバネティックス―動物と機械における制御と通信―，岩波書店，東京，2011．

9　ブルーム BS, ヘスティングス JT, マドゥス GF 著，梶田叡一，渋谷健一，藤田恵璽・訳．教育評価法ハンドブック―教科学習の形成的評価と総括的評価―，第一法規出版株式会社，東京，1973，89．

10　ブルーム BS, ヘスティングス JT, マドゥス GF 著，梶田叡一，渋谷健一，藤田恵璽・訳．教育評価法ハンドブック―教科学習の形成的評価と総括的評価―，第一法規出版株式会社，東京，1973，125．

11　ブルーム BS, ヘスティングス JT, マドゥス GF 著，梶田叡一，渋谷健一，藤田恵璽・訳．教育評価法ハンドブック―教科学習の形成的評価と総括的評価―，第一法規出版株式会社，東京，1973，125-126．

12　伊藤彰一．評価法，田邊政裕・編著．アウトカム基盤型教育の理論と実践，篠原出版新社，東京，2013，100．

13　ギップス C. 著，鈴木秀幸・訳．新しい評価を求めて―テスト教育の終焉，論創社，東京，2001，3．

14　西岡加名恵．妥当性と信頼性，田中耕治．よくわかる教育評価〔第2版〕，ミネルヴァ書房，京都，2010，68．

15　田中耕治．教育評価，岩波書店，東京，2008，140．

16　ギップス C. 著，鈴木秀幸・訳．新しい評価を求めて―テスト教育の終焉，論創社，東京，2001，8．

17　ギップス C. 著，鈴木秀幸・訳．新しい評価を求めて―テスト教育の終焉，論創社，東京，2001，8．

18　南風原朝和．妥当性，奥田真丈，河野重男・監修．現代学校教育大事典5，ぎょうせい，

東京，1993，64.

19　田中耕治．教育評価，岩波書店，東京，2008，140.

20　村上宣寛．心理尺度のつくり方，北大路書房，京都，2006，55.

21　田中耕治．教育評価，岩波書店，東京，2008，140.

22　田中耕治．教育評価，岩波書店，東京，2008，140.

23　ギップス C. 著，鈴木秀幸・訳．新しい評価を求めて－テスト教育の終焉，論創社，東京，2001，94.

24　西岡加名恵．妥当性と信頼性，田中耕治．よくわかる教育評価〔第2版〕，ミネルヴァ書房，京都，2010，69.

25　南風原朝和．信頼性，奥田真丈，河野重男・監修．現代学校教育大事典4，ぎょうせい，東京，1993，278.

26　南風原朝和．信頼性，奥田真丈，河野重男・監修．現代学校教育大事典4，ぎょうせい，東京，1993，278.

27　ギップス C 著，鈴木秀幸・訳．新しい評価を求めて－テスト教育の終焉，論創社，東京，2001，241.

28　「ルーブリック」（rubric）とは，「パフォーマンスの質（熟達度）を評価する評価基準表」（石井英真．今求められる学力と学びとは，日本標準，2015, p.60.）である．ルーブリックは4つの要素－①課題，②評価尺度（達成レベル・成績評価点），③評価観点（課題が求める具体的なスキルや知識），④評価基準（具体的なフィードバックの内容）－か

表3　基本的なルーブリックの表

表題

課題

	評価尺度1	評価尺度2	評価尺度3
評価観点1	評価基準1－1	評価基準1－2	評価基準1－3
評価観点2	評価基準2－1	評価基準2－2	評価基準2－3
評価観点3	評価基準3－1	評価基準3－2	評価基準3－3
評価観点4	評価基準4－1	評価基準4－2	評価基準4－3

らなり，最も単純な様式のルーブリックは，以下のように，4つの要素すべてが表形式で配置される．

　ルーブリックは，パフォーマンス全体をひとまとまりのものとして採点する「全体的ルーブリック」と，一つのパフォーマンスを，複数の視点で捉える「観点別ルーブリック」に分けられる．一般に，全体的ルーブリックは，学習過程の最後の総括的評価に有効で，観点別のルーブリックは，パフォーマンスの質を向上させるポイントを明示するものであり，学習過程での形成的評価に有効である（石井英真．今求められる学力と学びとは，日本標準，東京，2015, 60-61.）.

29　西岡加名恵．比較可能性とモデレーション，田中耕治．よくわかる教育評価〔第2版〕，ミネルヴァ書房，京都，2010, 72-73.

30　西岡加名恵．妥当性と信頼性，田中耕治．よくわかる教育評価〔第2版〕，ミネルヴァ書房，

京都，2010, 69.

31 伊藤彰一．評価法，田邊政裕編著．アウトカム基盤型教育の理論と実践，篠原出版新社，東京，2013.

32 田中耕治．教育評価，岩波書店，東京，2008, 145-146.

33 Davis MH, Ponnamperuma GG. ポートフォリオ，研究課題，研究論文，John A. Dent, Ronald M. Harden 編著，鈴木康之，錦織宏・監訳，医学教育の理論と実践，篠原出版新社，東京，2010, 415.

34 田中耕治．教育評価，岩波書店，東京，2008, 144-145.

35 小熊英二．単一民族神話の起源，新曜社，東京，1995.

36 阿部彩．子どもの貧困－日本の不公平を考える－，岩波書店，東京，2008.

37 耳塚寛明編．教育格差の社会学，有斐閣，東京，2014.

38 植野真臣・荘島宏二郎．学習評価の新潮流，朝倉書店，東京，2010.

39 森本康彦．e ポートフォリオの理論と実際，教育システム情報学会誌 2008; 25(2): 245-263.

40 森本康彦．e ポートフォリオの普及，小川賀代・小村道昭・編著．大学力を高める e ポートフォリオ－エビデンスに基づく教育の質保証をめざして－，東京電機大学出版局，東京，2012.

41 森本康彦．e ポートフォリオの普及，小川賀代・小村道昭・編著．大学力を高める e ポートフォリオ－エビデンスに基づく教育の質保証をめざして－，東京電機大学出版局，東京，2012, 27. を一部修正して作成した.

42 Wiggins, G. Educative assessment : Designing Assessments to Inform and Improve Student Performance , Jossey-Bass, 1998, p.24.

43 高浦勝義．ポートフォリオ評価法入門，明治図書，東京，2000, 43.

44 高浦勝義．ポートフォリオ評価法入門，明治図書，東京，2000, 43.

45 田中耕治．よくわかる教育評価〔第 2 版〕，ミネルヴァ書房，東京，2010, 71-72.

46 西岡加名恵．教科と総合に活かすポートフォリオ評価法－新たな評価基準の創出に向けて－，図書文化社，東京，2003, 30.

47 松下佳代．＜新しい教育＞概念と教育－その背景と系譜－，松下佳代編著．＜新しい能力＞は教育を変えるか－学力・リテラシー・コンピテンシー－，ミネルヴァ書房，京都，2010, 2-3.

48 本田由紀．多元化する「能力」と日本社会－ハイパーメリトクラシー化のなかで，NTT 出版，東京，2005.

49 本田由紀．軋む社会－教育・仕事・若者の現在－，河出文庫，東京，2011.

50 松下佳代．＜新しい教育＞概念と教育－その背景と系譜－，松下佳代編著．＜新しい能力＞は教育を変えるか－学力・リテラシー・コンピテンシー－，ミネルヴァ書房，京都，2010, 7-11.

51 田邊政裕．アウトカム基盤型教育におけるカリキュラムの構築と改善－千葉大学医学部の取り組みから－，田邊政裕編著．アウトカム基盤型教育の理論と実践，篠原出版新社，東京，2013, 61.

52 田邊政裕．アウトカム基盤型教育におけるカリキュラムの構築と改善－千葉大学医学部

の取り組みから－，田邊政裕編著．アウトカム基盤型教育の理論と実践，篠原出版新社，東京，2013, 61.

53　日本医学教育学会医学教育分野別評価基準策定委員会．医学教育分野別評価基準日本版（案）v08.－世界医学教育連盟（WFME）グローバルスタンダード 2012 年版準拠，2013.

54　森本康彦．ｅポートフォリオの普及，小川賀代・小村道昭編著．大学力を高めるｅポートフォリオ－エビデンスに基づく教育の質保証をめざして－，東京電機大学出版局，東京，2012, 31.

55　Davis MH, Ponnamperuma GG. ポートフォリオ，研究課題，研究論文，John A. Dent, Ronald M. Harden・編著，鈴木康之，錦織宏・監訳，医学教育の理論と実践，篠原出版新社，東京，2010, 413-414. の日本語訳を引用したが、以下の原書をもとに一部を加筆・修正した。Davis MH, Ponnamperuma GG.Portfolios, projects and dissertations, in John A. Dent, Ronald M. Harden, A Practical Guide For Medical Teachers 2nd ed, ELSEVIER, Nederland, 2005, 346-356.

56　伊藤彰一．評価法，田邊政裕・編著．アウトカム基盤型教育の理論と実践，篠原出版新社，東京，2013, 99.

57　クルーズ R, クルーズ S, シュタイナート Y・編著，日本医学教育学会倫理・プロフェッショナリズム委員会・監訳．医療プロフェッショナリズム教育－理論と原則－，日本評論社，東京，2012, 133.

58　前田崇，野口穂高，田邊政裕.「千葉大学における６年一貫ｅポートフォリオの導入」東京大学，東京医科歯科大学『平成 23 年度　文部科学省　先導的大学改革推進委託事業　医学・歯学教育の改善・充実に関する調査研究　最終年度報告書』2012 年 3 月.

59　Davis MH, Ponnamperuma GG. ポートフォリオ，研究課題，研究論文，John A. Dent, Ronald M. Harden・編著，鈴木康之，錦織宏・監訳，医学教育の理論と実践，篠原出版新社，東京，2010, 414-415.

60　Davis MH, Ponnamperuma GG. ポートフォリオ，研究課題，研究論文，John A. Dent, Ronald M. Harden・編著，鈴木康之，錦織宏・監訳，医学教育の理論と実践，篠原出版新社，東京，2010, 414.

61　Davis MH, Ponnamperuma GG. ポートフォリオ，研究課題，研究論文，John A. Dent, Ronald M. Harden・編著，鈴木康之，錦織宏・監訳，医学教育の理論と実践，篠原出版新社，東京，2010, 415.

62　Frank JR, Snell L, Ten Cate O, et al. Competency-based medical education: theory to practice. Medical Teacher 2010; 32 : 641.

63　Frank JR, Snell L, Ten Cate O, et al. Competency-based medical education: theory to practice. Medical Teacher 2010; 32 : 641.

64　ライチェン DD, サルガニク LH.・編，立田慶裕・監訳．キー・コンピテンシー，明石書店，東京，2006.

65　松下佳代は，能力の全体性を捉える分析軸として，①垂直軸（深さ）と②水平軸（広さ）という２つを設定し，「新しい能力」に含まれる様々な能力概念を分類している．さらに，①垂直軸（深さ）を構成する各要素へのアプローチという点から，「(a) 要素主義的ア

プローチ」と「(b) 統合的アプローチ」の２つのアプローチに分類する．例えば，スペンサーらのコンピテンシー・マネジメント論は，１つ１つのコンピテンシーが能力を構成する要素として抽出され，それぞれ別個に尺度化される．どの要素も一旦バラバラに切り離された後に，組み合わされて全体を構成するという点できわめて要素主義的（「(a) 要素主義的アプローチ」）である．それに対して，OECD-DeSeCo のコンピテンシー概念は，ある特定の文脈における要求に対してそれらを結集して応答する能力こそがコンピテンスだとされるため，統合的アプローチとされる．

②水平軸（広さ）に関しては，「(a) 脱文脈的アプローチ」と「(b) 文脈的アプローチ」に分類し，「(a) 脱文脈的アプローチ」にはスペンサーらのコンピテンシー・マネジメント論や高等教育における「ジェネリック・スキル」概念が含まれる．こうした能力概念の特徴は様々な文脈や状況を超えて一般化でき，かなり長期間にわたって持続するものとされる．それに対して，OECD-DeSeCo のコンピテンシー概念は，文脈によって変化する対象世界・道具や他者との相互作用を含んでいる，すなわち，文脈依存性をもつと考えられており，「(b) 文脈的アプローチ」に含まれる．

（松下佳代．＜新しい教育＞概念と教育－その背景と系譜－．松下佳代編著．＜新しい能力＞は教育を変えるか－学力・リテラシー・コンピテンシー－，ミネルヴァ書房，京都，2010, 28-32.）

66 日本医学教育学会第 18 期倫理プロフェッショナリズム委員会．プロフェッショナリズム教育のコンセンサスを形成しよう，日本医学教育学会第 18 期倫理プロフェッショナリズム委員会，2014.

67 クルーズ R, クルーズ S, シュタイナート Y・編著，日本医学教育学会倫理・プロフェッショナリズム委員会・監訳．医療プロフェッショナリズム教育－理論と原則－，日本評論社，東京，2012, 134.

68 スペンサー LM, スペンサー SM 著．梅津祐良，成田攻，横山哲夫・訳．コンピテンシー・マネジメントの展開－導入・構築・展開－，生産性出版，東京，2001.

69 統合的なアプローチでは，要素主義的アプローチのように学習者の人格や感情が直接的に評価に晒されることはないものの，態度やパフォーマンスは評価されることになる．本田由紀が批判するような問題は，要素主義的アプローチに比べれば緩和されると考えられるが，統合的アプローチにおいても，習慣化・身体化された態度や立ち振る舞いは評価の対象になるため，問題が完全に解決されるわけではない．

また，本田由紀は「専門性」を身につけることが「ポスト近代型能力」を求める社会的圧力に対抗するための「鎧」になるため，「専門性」を身につける機会を増やすことが重要であると提言している（本田由紀．多元化する「能力」と日本社会－ハイパーメリトクラシー化のなかで，NTT 出版，東京，2005）．確かに「専門性」を身につけることによって，「ポスト近代型能力」を求める圧力をある程度防ぐことが可能かもしれない．しかし，近年，最も古典的な「専門職」である医師の選抜・養成過程に，人間性や対人関係能力などを含む「新しい能力」の教育と評価が浸透してきている．高度な「専門性」を身につける機会を得るためには，「ポスト近代型能力」を含む「新しい能力」を基準とした選抜と教育を受けなければならない．こうした状況下において，「ポスト近代型能力」を求める社会的圧力に対抗するために「専門性」という「鎧」を手にするこ

とができるのは，既にある程度の「ポスト近代型能力」を身につけている者に限定される．すなわち，「ポスト近代型能力」を備えていない者こそが最も「専門性」という「鎧」を必要としているはずであるが、彼ら・彼女らはその「鎧」を手に入れる機会から排除されてしまうのである．今後，医学教育の現状が他の（医療）専門職の選抜・養成や職業教育に拡大していくことになれば，こうしたジレンマはより多くの場面で生じるようになるだろう．

70 見田宗介. 社会学入門－人間と社会の未来－, 岩波書店, 東京, 2007.

Ⅱ　実証研究のレビュー編

Ⅱ 実証研究のレビュー

■ はじめに

　1990 年代頃より，ポートフォリオの医学教育分野への積極的な導入が始まった[1,2]．医学教育においては，学習者の生涯学習の礎となる学習能力・態度の涵養は不可欠であり，医師としての価値観・態度を含むプロフェッショナリズムの教育も重要である．ポートフォリオはこれらを実現するための方法として導入された．ポートフォリオによって学習者は成長し，自らの成長の軌跡を追い，自らの学習過程をコントロールすることができる．ポートフォリオによって学習過程での議論が促され，学習計画立案が促される．ポートフォリオにおける振り返り（リフレクティブ・ポートフォリオ）によって学習者は自らの経験に基づく知識や理解を発展させ，自らの様々な経験間の関連性を認識し，自らの今後の行動についての洞察力を形成する[3]．すなわち，ポートフォリオによって振り返り学習，自己主導型学習が促進されるのである[4]．Snadden らは，医学教育分野におけるポートフォリオの黎明期に，自らの 2 年間のポートフォリオ使用経験とその分析に基づいて，ポートフォリオの用途を以下のようにまとめている[5]．

- ・学習者のニーズを反映するカリキュラム計画（指導計画）の策定のために用いる．
- ・学習者がなすべきことのリマインダーとして用いる．
- ・重要な学習内容を具体的に抽出するための仕組みとして用いる．
- ・学習者と指導者の交流を促進する．
- ・学習者がより高度の能力を習得するために用いる．
- ・フィードバックを促す．

　ポートフォリオでは，学習者の役割がきわめて大きい[6]．そして，プロダクトのみならずプロセスも重視され[7]，学習を縦断的に支援する方法としての機能をもつ（ラーニング・ポートフォリオ）．また，形成的あるいは総括的評価のための方法としての機能ももたせることができる（アセスメント・ポートフォリオ）．このように様々な機能を有しその有用性が期待され続けているポートフォリオだが，必ずしもその有用性のみが報告されているのではなく，「想定とは異なる影響に落胆することも多い」と述べられることもある[8]．Clay らは，アメリカのレジデンシーにおける e ポートフォリオ（Web ポートフォリオ）

の使用を検討し，その強み，弱みを以下のようにまとめている[9].

強み（Strength）
・形成的あるいは総括的に用いることができる．
・自らの振り返りを促す．
・実際の患者ケア経験を記録できる．
・公正なものであり柔軟性がある．
・生涯教育での使用も見込める．

弱み（Weakness）
・妥当性，信頼性に問題がある．
・ポートフォリオ導入に向けてのガイドラインが不足している．
・IT についての知識が求められる．
・指導医が時間の浪費だと感じてしまう．
・追跡困難であり時間がかかることから，複数の指導医／学習者からデータ収集することが難しい．

　本章では，上述のようなポートフォリオの強みを活かし，弱みを解決するための方法を見いだすため，既報告から見いだされたエビデンスについてレビューを行う．

■ 1. ポートフォリオにおける振り返り

　ポートフォリオの重要な構成要素の1つは，学習者自身による振り返りである．よい振り返りを行うことで，よいポートフォリオが作成される．逆に，漫然とポートフォリオを使用するのみでは振り返りが促進されることはない[10, 11]．ポートフォリオにおける振り返りを有効に行うにはいくつかの条件があると報告されている．Wade らは，ポートフォリオにおける振り返りを有効に行う条件として，以下の条件を挙げている[12].

・ポートフォリオ導入時に使用目的などを十分に説明すること．
・ポートフォリオの所有者が学習者であること．
・指導者とのディスカッションを通じて適切にポートフォリオが使用されること．

　また，Driessen らは，熟練したメンター13名（平均20名の学生にポートフォリオを用いて2年間メンタリング）へのインタビューにより，ポートフォリオにおける振り返りを有効に行うための4つの条件を導き出した[13]．4つの条件とは，1）コーチング，2）ポー

トフォリオの構造とガイドライン，3）ポートフォリオの内容，4）総括的評価である．以下に各項目についての Driessen らの解説を記載する．

1）コーチング

　自らのパフォーマンスを振り返る際にどのような問いを自らに投げかけるかをコーチあるいはメンターが示すことは重要である．そして，学習者が自らの学習ニーズを明らかにし，学習計画を立案することをサポートすることも重要である．具体的には，「どのような学習経験をしたか」，「その経験における自らのパフォーマンスはどうだったか」という問いに加え，「学習目標に照らし合わせて，その経験がどのような意味をもつのか」，「目標達成のためにさらにどのような学習が必要か」という問いを重ねることが重要である．このような問いによる学習者の動機付けがポートフォリオにおける振り返りの成否の重要な要素であり，メンターはポートフォリオにおける振り返りの利点について学習者に説明して納得させなければならない．

2）ポートフォリオの構造とガイドライン

　ポートフォリオの構造とガイドラインは学習者の振り返り能力によって異なってくる．振り返り能力の高い学習者にとっては，より自由な形式のポートフォリオが望ましいが，振り返り能力が十分に涵養されていない学習者にとっては，より構造化されたポートフォリオとガイドラインが望まれる．しかし，過度に構造化されたポートフォリオでは，逆に振り返り能力の涵養が妨げられることがあるので注意が必要である．

3）ポートフォリオの内容

　ポートフォリオには，振り返りの対象としての興味深く多様で豊富な経験が含まれていることが重要である．このような経験がないと，学習者がポートフォリオによって "ただ疲れるだけ" の結果になってしまう．

　なお，学習者が個人的な感情を記載することへの抵抗感を感じることもあるので [14]，この点についての配慮が必要である．

4）総括的評価

　学習者やメンターが真剣にポートフォリオに取り組むためには，それが振り返り能力の総括的評価に用いられることが望ましい．

■ 2. ポートフォリオの導入

　ポートフォリオをカリキュラムに効果的に導入するには，上述のようなポートフォリオ

の特性を理解した上で，ポートフォリオの設計について事前に十分な検討をする必要がある．Carraccio らは，効果的なポートフォリオ導入のための3つの条件を挙げている[15].

・学習者が自らの意思でポートフォリオの内容を構成できること（プロフェッショナルとしての成長に必要な振り返り学習をポートフォリオで行うため）.
・ポートフォリオの構成内容をバランスよく評価できること.
・ポートフォリオ全体においても各構成要素においても妥当性と信頼性をもって評価できること.

ポートフォリオの評価においては，総括的評価のみならず形成的評価の観点も重要である．Finlay らは，ランダム化試験を実施してポートフォリオを形成的評価に利用した学生と利用しなかった学生を比較し，前者の方で有意に最終試験（OSCE）の得点が高かったと報告している[16].

また，Driessen らは，効果的なポートフォリオ導入のための以下の条件を挙げている[17].

・適切な構造のポートフォリオであること.
・適切な評価手順が設定されていること.
・十分な新しい経験，題材に基づいたポートフォリオであること.
・教員の指導・評価能力が十分であること.

さらに Driessen らは，ポートフォリオに関する既報告のメタ解析を行い，ポートフォリオ導入に求められる条件を以下のようにまとめている[18].

・目的や使用法を明確にして周知すること.
・メンタリングなどのサポート体制の下で実施すること.
・カリキュラムに組み込むこと.
・学習者が自らフォーマットを選べるような柔軟な構造にすること.
・使いやすく時間のかからないものにすること.

すなわち，Driessen らは，Carraccio らがポートフォリオの内容や評価に言及したことに加えて，学習者を指導する教員（メンター）の充実がポートフォリオの効果的導入に必要であると述べている．さらに Tochel らは，ポートフォリオ導入に際して，教員や学習者が所属する組織の十分なサポートを得ることが重要であるとも指摘している[19].

上述のことは卒前医学教育に関する知見であるが，卒後臨床研修においても同様の知見が得られている．すなわち，ポートフォリオ導入にあたっては，学習者や指導医がポートフォリオの目的，構造，内容について十分に理解して使用法に習熟することや，メンタリ

ング体制を整備してポートフォリオを活用することの重要性が指摘されている[20]. 卒後臨床研修におけるポートフォリオ使用時の留意点としては，研修医がポートフォリオを扱う時間が十分ではないことが指摘されている．Pearson らは，イギリスの卒後臨床研修におけるポートフォリオ使用についての検討の結果，経験豊富な研修医の方がポートフォリオの使用頻度が低かったと報告し，指導医との関わりが多い研修医，すなわち多くの指導を必要とする段階の研修医の方がポートフォリオを頻回に使用したと報告している[21]. そのため，卒後臨床研修においても，教員がポートフォリオに習熟していることが重要であると述べている[22].

■ 3. ポートフォリオの構造

Eric らは，ポートフォリオの構造として以下の項目が必要であると述べている[23].

・多面的にポートフォリオ評価を行うこと．
・他の評価法と組み合わせること（トライアンギュレーション）．
・縦断的かつ包括的な観点で作成されたものであり，学習者のコンピテンスを反映していること．
・学習者の自己評価や振り返りを含むこと．
・学習者自身によって作成され，学習者個人の成長やパフォーマンスが示されていること．
・学習者がポートフォリオのすべてにアクセスできること．

後三者はポートフォリオを主体的に使用・保管するものが学習者であるべきとするものである．Camp らもポートフォリオを学習者が保有することでその学習効果が上がると報告している[24]. 加えて，Eric らは，ポートフォリオの構造に含まれる評価計画の基準として，少なくとも以下の4つの評価法の中の1つが実施される必要があると述べている[25].

・教員による縦断的な概略評価と毎月の評価
・学習者の臨床能力，コミュニケーション能力，対人関係スキルの観察評価
・学習者個人のパフォーマンスや今後の改善に向けての情報を学習者が積極的に活用すること
・患者からの評価や医師以外の医療職からの評価を含む360度評価であること

このようなポートフォリオの構造が求められるが，過度に構造化されたポートフォリオは学習者による自由度が制約され，自らの学習経験に基づく成人学習における個別性が損

なわれるなど，ラーニング・ポートフォリオとしての強みが減ってしまう懸念がある．これはポートフォリオの個別化と標準化の間のジレンマであり[26]，ポートフォリオの目的に応じて適切な構造を決定しなければならない．

■ 4. ポートフォリオの内容

Wilkinson らは，ポートフォリオに含むべき内容の領域を以下のように分類している[27]．

・患者ケア（patient care）に関すること．
・個人の成長・発達（personal development）に関すること．
・学習過程の管理（context management）に関すること．

Wilkinson らは，ポートフォリオの内容が量的に十分であることによって信頼性が向上すること，ポートフォリオの内容が深いものである場合に表面妥当性および内容妥当性が向上することを示し，ポートフォリオの内容が質・量ともに十分である必要があることを指摘している[28]．

Snadden らは，ポートフォリオの内容を学習に関連することと振り返りに分け，成人学習，振り返り学習の観点から具体的内容を以下のように挙げている[29]．

・患者に生じた変化
・振り返り（日誌など）
・学習ガイド・学習計画，それらに対する振り返り
・日々の臨床的な経験
・試験準備に用いた学習資料
・コンサルテーションなどのビデオ記録
・検査所見
・文献レビュー
・振り返りを含む資料
・学習管理に関する資料

ただし Snadden らは，ラーニング・ポートフォリオとアセスメント・ポートフォリオでは，ポートフォリオに含まれる内容が異なってくる可能性があることを指摘している[30]．これはポートフォリオの質・量という構造に関することである[31]．すなわち，過度に内容が規定（標準化）されたポートフォリオでは個人の学習スタイルに合わせたポートフォリオ作成（個別化）が困難となり，ラーニング・ポートフォリオとしての強みが減じてし

64

まう．しかし，アセスメント・ポートフォリオに重きを置くならば信頼性を高めるために標準化をしなければならない．このようなジレンマがある中で，目的に応じてポートフォリオの内容の質・量を検討する必要がある．

なお，アセスメント・ポートフォリオとして総括的評価を行う場合や [32]，素質や将来性を評価する場合は，ベスト・パフォーマンスがポートフォリオに含まれている必要がある．逆に，個人の成長・発達を評価する場合は，少なくとも2つの時点での同じ評価項目がポートフォリオに含まれている必要がある [33]．

■ 5. ポートフォリオによる評価

ポートフォリオ評価は個別評価，学習者中心の評価であり，形成的にも総括的にも，質的にも量的にも行われる [34]．医学教育でポートフォリオが用いられる以前より，初等・中等教育におけるポートフォリオ評価の妥当性などについての検討が行われてきた．

Herman らは，初等教育においてポートフォリオ評価の評価者間信頼性が高いことを示し，下級生よりも上級生の方がポートフォリオ評価における得点が高いことから，ポートフォリオ評価によってポートフォリオ作成能力を妥当に評価できていると述べている [35]．併存的妥当性の検討においては，従来の筆記試験評価とポートフォリオ評価は相関しなかったと報告している [36]．

Koretz は，1990 年代後半にアメリカの初等・中等教育におけるポートフォリオ評価のエビデンスについてレビューを行い，The Vermont portfolio assessment programme[37]，The Kentucky portfolio assessment programme，The Pittsburgh writing portfolio trial，The national assessment of educational progress portfolio assessment trials（NAEP）の4つの既報告についての分析を行っている [38]．Vermont, Kentucky, Pittsburgh の解析では，ポートフォリオ評価が筆記試験評価と相関しなかったと報告している（例：The Vermont における相関係数は 0.3 ～ 0.4）．また，評価ルーブリックを作成するなど工夫をしたものの，ポートフォリオ評価の信頼性は概して低かったと報告している．NAEP においては，1992 年の検討では評価者間信頼性がきわめて良好だったものの，1994 年の検討では同信頼性が低かったと報告している．また，ポートフォリオ評価において教員が自らの生徒のポートフォリオ評価を行う際にバイアスがかかりうること，すなわち自らが指導した生徒を「寛大」に評価してしまう可能性があることを指摘している．Hambleton らも，関係する生徒の評価結果の方が，関係しない生徒の評価結果よりも高かったことを報告している [39]．

医学教育におけるポートフォリオ評価の検討としては，Davis らによる Dundee 大学からの報告が詳しい [40]．Davis らは，アウトカム基盤型教育における卒業時の総括的評価としてポートフォリオを開発・使用し，その結果を多面的に分析した．ポートフォリオの内

容は量的に十分に構造化されており，ポートフォリオには 56 の症例サマリー（100 のコアとなる臨床課題から選択），19 の症例検討レポート（約 1500 語，21 のテーマから選択），62 の経験手技リストが含まれていた．以下にその分析結果を紹介する．

評価者アンケートの分析により，卒業時のコンピテンス評価のためにポートフォリオ評価と OSCE や客観試験を組み合わせることが有用であること，ポートフォリオによって学習者の強みと弱みを明確にできることが見いだされた．しかし，評価者の負担が大きいことが問題であるとも述べられている．次いで，学生アンケートの分析により，学生のポートフォリオに対する認識・取り組みが評価者よりも消極的であること，ポートフォリオ作成に非常に時間がかかること，学生が学習目標や評価基準が不明瞭であると感じていることなど，いくつかの問題点が見いだされている．

併存的妥当性の検討結果においては，ポートフォリオ評価と他の学習成績評価との相関は高くはないとの結果だった．具体的には，拡張型組み合わせ選択問題（extending matching items: EMI）との相関係数は 0.42，構成的応答問題（constructed response question: CRQ）との相関係数は 0.42，OSCE との相関係数は 0.47 だった．しかし，相関が低い理由は，ポートフォリオで評価している項目が他の方法で評価している項目と異なっているためであり，ポートフォリオ評価は他の評価法では評価できない項目（態度，個人の成長など）を評価しうる方法として期待できると考察されている．同様に，Friedman Ben David らや Carraccio らも，ポートフォリオ評価はこれらの評価として有用であると述べている [41, 42]．Lonka らは，ポートフォリオに記載されている文字数と客観試験の結果に相関関係が見られたと報告し，ポートフォリオ内の文字数は学習活動の指標である可能性があると考察している [43]．

ポートフォリオ評価の信頼性については，評価者間信頼性が高いとする報告もあるが [44]，むしろ，評価者内・評価者間信頼性ともに高くはないとする報告が散見される．以下に Pitts らのポートフォリオ評価についての実施・解析結果を紹介する [45]．

Pitts らは，「学習者中心の教育」実践のためのワークショップに参加した 13 名の教員を対象としてポートフォリオ評価の分析を行った [46]．ポートフォリオの評価者は 8 名であり，全員が事前にポートフォリオ評価のためのガイダンスを受け，1 カ月間隔で 2 回ポートフォリオ評価を行った．分析の結果，評価者間信頼性は概略評価で κ 係数 0.38 と低く，項目別評価でも κ 係数 0.13 〜 0.42 と低かった．最も κ 係数が高かった項目は「学習意欲（willingness to learn）」だった．評価者内信頼性は概略評価で κ 係数 0.54 と中等度であったが，項目別評価では κ 係数 0.21 〜 0.48 と低かった．概略評価と項目別評価の比較検討では，一致度が高かったのは「効果的な指導法の理解」であり，一致度が低かったのは「学習過程における振り返り」であった．つまり，これは，ポートフォリオの重要な要素である振り返りの評価において評価者間信頼性が低いことを示す結果であり，Pitts らは，ポートフォリオは学習ツールとして有用だが評価ツールとしては問題が多いと考察している．

さらに Pitts らは，評価者間信頼性を高めるための検討も行っている [47]．8 名全員が個

別に独立してポートフォリオ評価を行った場合と，4組のペアに分かれてペア内で評価について議論した後にペアごとにポートフォリオ評価を行った場合の評価者間信頼性を比較し，前者の場合の κ 係数が概略評価で 0.26（項目別で 0.11 〜 0.35），後者の場合の κ 係数が概略評価で 0.50（項目別で 0.01 〜 0.65）と，評価について議論することにより評価者間信頼性が高まることを報告している．項目別評価の中では，とくに「学習意欲（willingness to learn）」についての信頼性が高まったと報告している．

　この他にも，ポートフォリオ評価の信頼性を高めるための検討がいくつか行われている．Koretz は，ポートフォリオ評価の評価者間信頼性を高めるために以下のことが必要であると述べている [48]．

- ・明確な評価基準
- ・評価者トレーニング
- ・評価者の熟練
- ・学習者に求められることや評価目的についての評価者の理解

　Linn も，ポートフォリオの信頼性を高めるためには，教育カリキュラムを熟知している内部教員が評価者となることがよいと述べている [49]．さらに Tochel らは，ポートフォリオに関するレビューを行い，ポートフォリオ評価においては複数の評価者を設定することが重要であるとまとめている [50]．Shumway らは，ポートフォリオ評価の信頼性は評価者の評価基準の理解度に影響を受けることを指摘しつつ，ポートフォリオ評価の妥当性は，学習者がいかに正確に自らの経験をポートフォリオに含めるかにかかっていると述べている [51]．しかし，Snadden らが述べているように，ポートフォリオには個人的・抽象的な内容が含まれているため，必ずしも客観的な評価が容易ではない [52]．このことを解決するためには，Friedman Ben David らや Holbmoe らが報告しているように，ポートフォリオの内容を豊富にして多面的に評価を行うことが重要であり，そのような評価では信頼性が高くなる [53, 54]．

■ 6. e ポートフォリオ

　医学教育分野へのポートフォリオ導入当初から，e ポートフォリオのシステム構築の試みが始まっている [55]．1990 年代のネットワーク環境は十分ではなかったが，その後インターネットの目覚ましい普及があり，e ポートフォリオの開発，使用が急速に進んでいる．Dornan らは，e ポートフォリオの利点として以下のことを挙げている [56]．

- ・見た目がきれいである．

Ⅱ　実証研究のレビュー　　67

・e メール等により教員と学習者のコミュニケーションが促進される.
・評価基準や学習支援ツールなどをポートフォリオシステムに組み込むことができる.
・学習者が振り返りを入力しやすい.
・自己評価とその他の評価（同僚からの評価など）を比較しやすい.

　そして，Eric らは，e ポートフォリオによって，学習者とのコミュニケーションや，各評価データや学習者の振り返りデータの操作がしやすくなると述べている [57]. Driessen らは，e ポートフォリオと紙のポートフォリオを比較検討し，e ポートフォリオの方が紙ポートフォリオよりも作業時間（学習時間）が長いこと，e ポートフォリオの方が学習者のモチベーションが向上すること，ポートフォリオの内容量，振り返りの質，学習者の使用満足度については差がなかったことを報告している [58].
　e ポートフォリオ，とくに Web ポートフォリオ（インターネット上の e ポートフォリオ）は，データの共有においても強みがある．Carraccio らは，単一施設のネットワーク（イントラネット）上の e ポートフォリオでは施設内のデータ共有しかできないのに対し，Web ポートフォリオではデータ共有の幅が広がり，施設間のデータ共有が可能になることに期待を示している [59]. Fung らは，Web ポートフォリオの多施設共同研究を実施した．その Web ポートフォリオでは，記載内容と関連文献をリンク機能で関連づけることが可能となっていた．その結果，Web ポートフォリオによって学習者の自己主導型学習への認識が有意に高まったこと，そして，教科書や講義よりも Web ポートフォリオによって生涯学習を行うとの学習者の意識が高まったことが報告されている [60]. Tochel らも，Web ポートフォリオについてのメタ解析を行い，以下のことが利点であるとまとめている [61].

・ポートフォリオへのアクセスがしやすい.
・ポートフォリオの内容作成に柔軟性がある.
・内容同士をリンク機能で関連づけることができる.
・振り返りが促進される.

■ まとめ

　ポートフォリオでは学習者の役割が大きいが，それを支援する教員，教育カリキュラム，教育環境の充実も重要である．ポートフォリオの強みを活かすためには，それをラーニング・ポートフォリオとして用いるのか，あるいはアセスメント・ポートフォリオとして用いるのかを，学習者および教員に明確にする必要がある．もちろん両方の目的でポートフォリオを運用することもあるが，ラーニング・ポートフォリオには個別化（学習者個人のニー

ズに応える柔軟設計）が必要であり，アセスメント・ポートフォリオには標準化（すべての学習者に共通する設計）が必要であること，そしてこれらの間には設計・運用上のジレンマがあることをポートフォリオ設計者が理解している必要がある．

　ポートフォリオには，学習者の様々な経験とともに，学習者自身による振り返りが十分に含まれていなければならない．とくに，アセスメント・ポートフォリオの内容は明確に定める必要があり，多面的なポートフォリオ評価を行うためには，学習経験の記録のみならず，学習を通した個人の成長・発達に関すること，学習過程の管理に関することを含む必要がある．これらが十分な質・量で記録されることにより，ポートフォリオ評価の妥当性と信頼性が向上する．さらに評価者間信頼性を高めるためには，評価基準を明確にし，評価者トレーニングを含むファカルティ・ディベロップメントを十分に行う必要がある．

　eポートフォリオにおいても上述の留意事項は変わらない．eポートフォリオの利点としては，アクセスのしやすさ，見た目のきれいさ，振り返りの入力のしやすさ，各項目のリンク機能などが挙げられる．使いやすいシステム構築には工夫が必要であるものの，今後の発展・普及が期待される．

■ 文　献

1 Parboosingh J. Learning Portfolios: Potential to Assist Health Professionals with Self-Directed Learning. *The Journal of Continuing Education in the Health Professions* 1996;16:75-81.

2 David Snadden, Mary Thomas. The use of portfolio learning in medical education. *Medical Teacher* ; Jan 1998, Vol. 20, No. 3: 192–199.

3 Erik W Driessen, Jan van Tartwijk, Karlijn Overeem, Jan D Vermunt & Cees P M van der Vleuten. Conditions for successful reflective use of portfolios in undergraduate medical education. *Medical Education* 2005; 39: 1230–1235.

4 Glen S, Hight NF. Portfolios: an 'affective' assessment strategy. *Nurse Education Today* 1992; 12: 416-423.

5 Snadden D, Thomas ML. Portfolio learning I general practice vocational training – does it work? *Medical Education* 1998; 32: 401-416.

6 Carraccio C, Englander R. Evaluating Competence Using a Portfolio: A Literature Review and Web-Based Application to the ACGME Competencies. *Teaching and Learning in Medicine* 2004:16(4), 381–387.

7 Glen S, Hight NF. Portfolios: an 'affective' assessment strategy. *Nurse Education Today* 1992; 12: 416-423.

8 Erik W Driessen, Jan van Tartwijk, Karlijn Overeem, Jan D Vermunt & Cees P M van der Vleuten. Conditions for successful reflective use of portfolios in undergraduate medical education. *Medical Education* 2005; 39: 1230–1235.

9 A. S. CLAY, E. PETRUSA, M. HARKER1 & K. ANDOLSEK. Development of a web-based, specialty specific portfolio. *Medical Teacher* 2007; 29: 311-316.

10 Pearson DJ, Heywood P. Portfolio use in general practice vocational training: a survey of GP registrars. *Med Educ* 2004; 38: 87-95.

11 Erik W Driessen, Jan van Tartwijk, Karlijn Overeem, Jan D Vermunt & Cees P M van der Vleuten. Conditions for successful reflective use of portfolios in undergraduate medical education. *Medical Education* 2005; 39: 1230-1235.

12 Wade RC, Yarbourgh DB. Portfolios: a tool for reflective thinking in teacher education? *Teach Teacher Educ* 1996; 12(1): 63-79.

13 Erik W Driessen, Jan van Tartwijk, Karlijn Overeem, Jan D Vermunt & Cees P M van der Vleuten. Conditions for successful reflective use of portfolios in undergraduate medical education. *Medical Education* 2005; 39: 1230-1235.

14 MITCHELL, M. (1994) The views of students and teachers on the use of portfolios as a learning and assessment tool in midwifery education, *Nurse Education Today*, 14, pp. 38- 43.

15 Carraccio C, Englander R. Evaluating Competence Using a Portfolio: A Literature Review and Web-Based Application to the ACGME Competencies. *Teaching and Learning in Medicine* 2004:16(4), 381-387.

16 Finlay IG, Maughan TS & Webster DJT. A randomized controlled study of portfolio learning in undergraduate cancer education. *Medical Education* 1998; 32: 172-176.

17 Erik W Driessen, Jan van Tartwijk, Karlijn Overeem, Jan D Vermunt & Cees P M van der Vleuten. Conditions for successful reflective use of portfolios in undergraduate medical education. *Medical Education* 2005; 39: 1230-1235.

18 Driessen E, van Tartwijk J, van Der Vleuten C, Wass V. Portfolios in medical education: why do they meet with mixed success? A systematic review. *Medical Education* 2007; 41: 1224-1233.

19 Claire Tochel, Alex Haig, Anne Hesketh, Ann Cadzow, Karen Beggs, Iain Colthart & Heather Peacock. The effectiveness of portfolios for post-graduate assessment and education: BEME Guide No 12. *Medical Teacher* 2009; 31: 299-318.

20 Colleen Y. Colbert, Allison R. Ownby, and Patricia M. Butler. A Review of Portfolio Use in Residency Programs and Considerations before Implementation. *Teaching and Learning in Medicine* 2008; 20(4), 340-345.

21 Pearson DJ, Heywood P. Portfolio use in general practice vocational training: a survey of GP registrars. *Med Educ* 2004; 38: 87-95.

22 Pearson DJ, Heywood P. Portfolio use in general practice vocational training: a survey of GP registrars. *Med Educ* 2004; 38: 87-95.

23 Eric S. Holmboe, William Rodak, Glenn Mills, Michael J. McFarlane, Henry J. Schultz. Outcomes-based Evaluation in Resident Education: Creating Systems and Structured Portfolios. *The American Journal of Medicine* 2006;119:708-714.

24 CAMP, R. (1993) The place of portfolios in our changing views of writing assessment, in: R.E. BENNET & C.W. WARD (Eds) Construction versus Choice in Cognitive Mea-

surement: Issues in Constructive Response, Performance Testing and Portfolio Assessment, pp. 183 ± 212 (London, Lawrence Erlbaum) .

25 Eric S. Holmboe, William Rodak, Glenn Mills, Michael J. McFarlane, Henry J. Schultz. Outcomes-based Evaluation in Resident Education: Creating Systems and Structured Portfolios. *The American Journal of Medicine* 2006;119:708-714.

26 Pitts J, Coles C, Thomas P. Enhancing reliability in portfolio assessment: 'shaping' the portfolio. *Med Teach* 2001; Jul;23(4):351-356.

27 Wilkinson TJ, Challis M, Hobma SO, et al. The use of portfolios for assessment of the competence and performance of doctors in practice. *Medical Education* 2002; 36: 918–24.

28 Wilkinson TJ, Challis M, Hobma SO, et al. The use of portfolios for assessment of the competence and performance of doctors in practice. *Medical Education* 2002; 36: 918–24.

29 Snadden D, Thomas M. The use of portfolio learning in medical education. *Medical Teacher* 1998; 20: 192-199.

30 David Snadden, Mary Thomas. The use of portfolio learning in medical education. *Medical Teacher* Jan 1998; Vol. 20, No. 3: 192–199.

31 Pitts J, Coles C, Thomas P. Enhancing reliability in portfolio assessment: 'shaping' the portfolio. *Med Teach* 2001 Jul; 23(4):351-356.

32 Wilkinson TJ, Challis M, Hobma SO, et al. The use of portfolios for assessment of the competence and performance of doctors in practice. *Medical Education* 2002; 36: 918–24.

33 Herman JL, Gearhart M, Baker EL. Assessing writing portfolios: issues in the validity and meaning of scores. *Educational Assessment* 1993; 1(3):201-224.

34 Freedman Ben-David M. AMEE guide no. 24: Portfolios as a method of student assessment. *Medical Teacher* 2001; 23: 535–51.

35 Herman JL, Gearhart M, Baker EL. Assessing writing portfolios: issues in the validity and meaning of scores. *Educational Assessment* 1993; 1(3): 201-224.

36 Herman JL, Gearhart M, Baker EL. Assessing writing portfolios: issues in the validity and meaning of scores. *Educational Assessment* 1993; 1(3):201-224.

37 KORETZ, D., STECHER, B., KLEIN, S. & MCCAFFREY, D. (1994) The Vermont Portfolio Assessment Program: findings and implications, Educational Measurement: Issues and Practice, 13(3), pp. 5-16.

38 Koretz D. Large-scale portfolio assessments in the US: evidence pertaining to the quality of measurement. *Assessment in Education* 1998; 5(3): 309-334.

39 HAMBLETON, R.K., JAEGER, R.M., KORETZ, D., LINN, R.L.,MILLMAN,J. & PHILLIPS, S. E. (1995) Review of the Measurement Quality of the Kentucky Instructional Results Information System, 1991-1994 (Frankfort, KY, Office of Education Accountability, Kentucky General Assembly) , June

40 Davis MH, Friedman Ben-David M, Harden RM, Howie P, Ker J, McGhee C, Pippard

MJ, Snadden D. Portfolio assessment in medical students'final examinations. *Med Teach* 2001 Jul; 23(4): 357-366.

41 Friedman Ben David M, Davis MH, Harden RM, Howie PW, Ker J, Pippard MJ. AMEE Medical Education Guide No. 24: Portfolios as a method of student assessment. *Med Teach* 2001 Oct; 23(6): 535-551.

42 Carraccio C, Englander R. Evaluating Competence Using a Portfolio: A Literature Review and Web-Based Application to the ACGME Competencies. *Teaching and Learning in Medicine* 2004;16:381-387.

43 Lonka K, Slotte V, Halttunen M, Kurki T, Tiitinen A, Vaara L, Paavonen J. Portfolios as a learning tool in obstetrics and gynaecology undergraduate training. *Medical Education* 2001; 35: 1125-1130.

44 JL Herman, M Gearhart, EL Baker. Assessing writing portfolios: Issues in the validity and meaning of scores. *Educational Assessment* 1993; 1(3): 201-224.

45 Pitts J, Coles C, Thomas P. Enhancing reliability in portfolio assessment: 'shaping' the portfolio. *Medical Teacher* 2001; 23: 351-356.

46 Pitts J, Coles C, Thomas P. Enhancing reliability in portfolio assessment: 'shaping' the portfolio. *Medical Teacher* 2001; 23: 351-356.

47 Pitts J, Coles C, Thomas P, Smith F. Enhancing reliability in portfolio assessment: discussions between assessors. *Medical Teacher* 2002: 24; 197-201.

48 Daniel Koretz. Large-scale Portfolio Assessments in the US: evidence pertaining to the quality of measurement. *Assessment in Education* 1998; 5(3): 309-334.

49 Robert L. Linn. Performance Assessment: Policy Promises and Technical Measurement Standards. *Educational Researcher* 1994:23(9):4-14.

50 Claire Tochel, Alex Haig, Anne Hesketh, Ann Cadzow, Karen Beggs, Iain Colthart & Heather Peacock. The effectiveness of portfolios for post-graduate assessment and education: BEME Guide No 12. *Medical Teacher* 2009; 31: 299–318.

51 Shumway JM, Harden RM. AMEE Guide No. 25: The assessment of learning outcomes for the competent and reflective physician. *Medical Teacher* 2003: 25: 569-584.

52 David Snadden, Mary Thomas. The use of portfolio learning in medical education. *Medical Teacher* Jan 1998; Vol. 20, No. 3: 192–199.

53 Friedman Ben-David M, Hunter I, Harden RM. Introduction of a progress test as a tool for defining core undergraduate curriculum. *Educacion Medica XV Congreso de la Sociedad Nacional de Educacion Medica* ;4(3): 97–99.

54 Eric S. Holmboe, William Rodak, Glenn Mills, Michael J. McFarlane, Henry J. Schultz. Outcomes-based Evaluation in Resident Education: Creating Systems and Structured Portfolios. *The American Journal of Medicine* 2006; 119: 708-714.

55 Parboosingh J. Learning Portfolios: Potential to Assist Health Professionals with Self-Directed Learning. *The Journal of Continuing Education in the Health Professions* 1996; 16: 75-81.

56 Dornan T, Lee C, Stopford A. SkillsBase: a web-based electronic learning portfolio for

clinical skills. *Academic Medicine* 2001: 76; 542-543.

57 Eric S. Holmboe, William Rodak, Glenn Mills, Michael J. McFarlane, Henry J. Schultz. Outcomes-based Evaluation in Resident Education: Creating Systems and Structured Portfolios. *The American Journal of Medicine* 2006; 119: 708-714.

58 Driessen EW, Muijtjens AMM, van Tartwijk J, van der Vleuten CPM. Web- or paper-based portfolios: is there a difference? *Medical Education* 2997; 41: 1067-1073.

59 Carraccio C, Englander R. Evaluating Competence Using a Portfolio: A Literature Review and Web-Based Application to the ACGME Competencies. *Teaching and Learning in Medicine* 2004: 16(4), 381–387.

60 Fung MFK, Walker M, Fung KFK, Temple L, Lajoie F, Bellemare G, Bryson P. An Internet-based learning portfolio in resident education: the KOALA™ multicenter programme. *Medical Education* 2000; 34: 474-479.

61 Claire Tochel, Alex Haig, Anne Hesketh, Ann Cadzow, Karen Beggs, Iain Colthart & Heather Peacock. The effectiveness of portfolios for post-graduate assessment and education: BEME Guide No 12. *Medical Teacher* 2009; 31: 299–318.

Ⅲ　実践編

Ⅲ-1 医学教育における海外の eポートフォリオの動向 —イギリス,オランダ,アメリカ を事例として—

■ 1.「eポートフォリオ」を捉える視点の設定

1.1. ポートフォリオ評価とeポートフォリオ

　国内でどのように「eポートフォリオ」を導入し，推進していくかを検討する上で，海外の先行事例の情報は参考になる．しかし，とくに「eポートフォリオ」について焦点を当て，その実践を捉えるためには，いくつかの前提についてまず確認しておく必要があるだろう．

　まず注意されるべきなのは，紙媒体のポートフォリオとeポートフォリオの区別である．そもそもポートフォリオを用いた学習や評価が注目される理由については，本書のこれまでの章でも言及されているように，知識偏重型の学習そのものや知識の詰め込み，暗記中心の学習を誘起しがちな客観テストを中心とした評価への批判がある．学校に閉じた知識・理解だけでなく，より実際に即した状況の中で，関心・意欲・態度，思考・判断，技能・表現を含め，学習と評価を行う必要があるという考え方である（真正の学習,真正の評価）．

　このような問題認識は，国内に限定されるものではない．いわゆる「2023年問題」と呼ばれるグローバル基準対応として実施される WFME（World Federation for Medical Education, 世界医学教育連盟）基準に準拠した日本医学教育評価機構による医学教育分野別評価基準日本版においても，ポートフォリオ評価に関連する項目としては次のようなものがある[1].

・知識，技能および態度を含む評価を確実に実施しなくてはならない．（B3.1.2）
・様々な評価方法と形式を，それぞれの評価有用性に合わせて活用しなくてはならない．（B3.1.3）
・必要に合わせて新しい評価法を導入すべきである．（Q3.1.2）
・学生の学習を促進する評価である．（B3.2.3）
・形成的評価と総括的評価の適切な比重により，学生の学習と教育進度の判定の指針と

なる評価である．（B3.2.4）

　このような観点からも，ポートフォリオ評価に期待される部分は大きい．しかしながら，それは必ずしも「eポートフォリオ」という形態ではない点は注意される必要がある．

1.2. eポートフォリオの特徴
　紙媒体のポートフォリオとeポートフォリオを同じポートフォリオ評価として取り扱うことができるかについては，それぞれの特徴について十分な検討が必要である．それぞれの特徴を整理すると**表1**のようにまとめることができる．

表1　紙ベースのポートフォリオとeポートフォリオのメリット・デメリット

紙媒体のポートフォリオ	メリット	・ポートフォリオの内容を確認する際の一覧性が高い． ・ネットワーク環境やPCなどの端末がなくても利用できる． ・学生が学習の蓄積を実感しやすい． ・教室などでグループワークや相互評価を行う場合でも利用しやすい． ・ポートフォリオの所有権が学生にあることが明確である． ・評価の対象としていた能力以外の能力（ITスキルなど）の影響を受けにくい． ・機関が設置しているシステムに依存しない． ・卒業後も学生の手元にポートフォリオが残る．
	デメリット	・学習の場から教員が離れている場合には，アクセスが困難である． ・複数人の教員が関わる場合には，機会の調整が必要である． ・参照したいポートフォリオを探すのに時間が掛かる． ・量が多くなるとかさばり，もち運びがしづらくなる． ・保管場所のスペースが必要になり，提出，保管，返却を頻繁に設定しづらい． ・ポートフォリオの紛失や置忘れが発生する． ・画像などは一度出力する必要があり，音声や動画などは扱いにくい． ・内容の再配列や再編集，統合に時間が掛かる．
eポートフォリオ	メリット	・学習の場から教員が離れている場合でも，アクセスが容易である． ・複数人の教員が関わる場合でも，同時にアクセスが可能である． ・参照したいポートフォリオを検索することができる． ・多量なデータを様々な記憶媒体へ保存可能で，保存されたデータは劣化せず，複製も容易である． ・ポートフォリオの紛失や置忘れがない． ・テキストだけでなく，画像，音声，動画などを取り扱うことが容易である． ・内容の再配列や編集，統合が容易に行える．
	デメリット	・ポートフォリオの内容を確認する際の一覧性が低くなりがちである． ・ネットワーク環境やPCなどの端末がないと利用できない． ・学生が学習の蓄積を実感しづらい． ・教室などでグループワークや相互評価を行う場合には利用しづらい． ・ポートフォリオの所有権が曖昧になりがちである． ・学生や教員のITスキルに大きく依存する． ・機関のシステム自体やその更新などに依存する． ・卒業後の学生のポートフォリオデータの取り扱いを決める必要がある．

医学教育においてeポートフォリオが求められる背景は，その利便性であるだろう．例えば，実習などで教員から離れた場所で学生が学習している場合に，その学習の状況を確認したり，フィードバックを行ったりすることが容易であることが考えられる．

また，紙媒体のポートフォリオは，提出してしまえば学生は手元で参照することができなくなり，返却してしまえば教員が確認することができなくなってしまうが，eポートフォリオでは，学生と教員が同時に確認を行うこともできるし，複数人の教員が同時に関わることも可能である．

しかし，現状としてeポートフォリオが紙媒体のポートフォリオを完全に代替できてしまうかといえば，結論としてはそうではないといえる．教室などで集団的にポートフォリオを取り扱う場合にはネットワーク環境や端末が必要になってくるし，その作成は学生のITスキルに依存するため，評価に用いる場合には，その観点がずれてしまう危険性もある．

とくに，ポートフォリオの所有権の問題は深刻なものがある．紙媒体のポートフォリオであれば，学生の問題関心に従って，調べた文献のコピーや印刷した論文などをポートフォリオのコンテンツとして集録することが可能であるが，eポートフォリオの場合，著作権の問題などから資料をアップロードしたり，共有したりすることには制約が掛かる．この場合，ポートフォリオの重要な特徴の1つである，そこに含まれる内容の自由度が損なわれ，結果としてポートフォリオによる学習や評価が有効に機能しない恐れもある．

このことから，紙媒体のポートフォリオとeポートフォリオの学習や評価における機能については，差異があることが理解される．それぞれに有効な条件や場面があるため，その利用方法も区別して考慮される必要がある．

1.3. ポートフォリオの種類の機能による区別

紙媒体のポートフォリオとeポートフォリオという区別に加えて，機能という点でもポートフォリオを区別しておく必要がある．実際，ポートフォリオは，教育現場で様々な用途で利用されている．授業単位で使用するものもあれば，授業を横断する形で，学年単位，カリキュラム単位で学習を振り返るポートフォリオもあるし，学生だけでなく教員が自分の教育を振り返るためのティーチング・ポートフォリオなどもある．

この中で本稿では，とくに「ショーケース・ポートフォリオ」と「ラーニング・ポートフォリオ」という2種類のポートフォリオの機能の違いに注目する．

ショーケース・ポートフォリオとは，作成者のベストワーク（最良の学習成果）を集めたポートフォリオとされ，履歴書のように，雇用のための出願や面接，自身の能力やスキルを公に表明するために用いるものと定義される[2]．

一方，ラーニング・ポートフォリオとは，「学習の誘導，促進を行い，学習プロセスおよび結果を引証付けるために使われる」[3]ものと定義され，「学習の途中の未完成物や作業物も含まれる」[4]とされている．

このように，同じポートフォリオでも，その機能によって位置づけが異なることが定義

から確認される．前者が成果や結果の集録に重点を置くのに対し，後者は学習のプロセスに重点を置いている．このような機能の違いは，ポートフォリオが背景にもつ学習観や評価観の捉え方にも関係するものである．すなわち，リフレクションにおいてどのような行為に注目するか，あるいは形成的評価と総括的評価のどちらが重視されるのかといったことが異なるものとして考えられる．

この種のポートフォリオの機能の違いについて，Barrett は e ポートフォリオについてもこの二面性を考慮して設計する必要を説いている[5]．このため，海外の e ポートフォリオの事例について検討する上でも，その機能を区別して捉える必要があると考えられる．

以上のことを踏まえ，本稿では，1）導入されている e ポートフォリオと紙媒体のポートフォリオの関係性，2）ショーケース・ポートフォリオかラーニング・ポートフォリオかという機能の違い，という 2 つの観点から，海外の e ポートフォリオの事例について検討する．

以下では，イギリス，オランダ，アメリカの医学教育における事例を取り上げる．これらの国を選定した理由としては，先進的な医学教育を行っていることが前提として挙げられるが，各国各地域の高等教育や医学教育制度が異なる中で，複眼的に e ポートフォリオについて検討する必要があると考えたためである．これらの国について，e ポートフォリオがどのように導入され，展開しているのかを記述するとともに，それらの比較・検討を通じて，今後の方向性について示唆を得ることを目的とする．

■ 2. イギリス医学教育における e ポートフォリオの動向

2.1．イギリス医学教育の概要

イギリスの医学教育は，標準的には大学の医学部（Medical School）において 5 年間学習した後，Foundation Training と呼ばれる卒後研修に移行し，その後，家庭医（GP：General Practitioner）や各専門医研修に分岐する（**図 1**）．医学部のある大学は 2013 年度で 33 校あり，40,625 名の学生が在籍する．日本のような医師国家試験はないが，医師として活動するためには，医師としての登録が必要であり，その登録管理は専門職団体である GMC（General Medical Council）が担っている．GMC は医療に関して卒前教育，卒後研修，医師のリバリデーション（資格更新）なども含め，基準の設定から評価の実施まで，質保証に対して幅広くかつ大きな権限を有しているという特徴がある．

2.2．イギリス医学教育におけるポートフォリオの導入と展開

イギリス医学教育におけるポートフォリオの利用は，1990 年代に端緒をもち，教育におけるラーニング・ポートフォリオの利用や，ポートフォリオ評価の開発とともに，発展

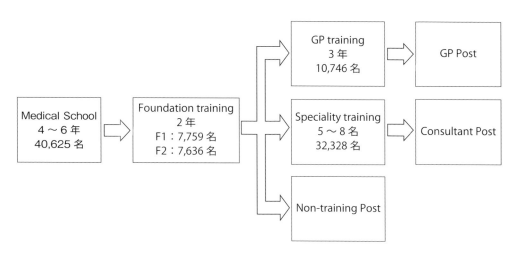

図1 イギリス医学教育の流れ（数値は2013年度値）

（出典：General Medical Council, the state of medical education and practice in the UK 2014 より作成）

してきたといえる．

　そもそもポートフォリオ自体が本格的に教育へ導入され始めたのは，1980年代のアメリカ学校教育とされており[6]，その背景には「学力」の問い直しと客観テストに対する批判があったことは先述の通りである．

　これと同様の状況が，90年代初めのイギリス医学教育界でも確認される．その当時，イギリスの医学教育でも，系統主義的学習観を中心とした既存の学習方法や評価方法が問題視され，新しい学習方法や評価方法が模索されており，その中で経験主義的学習論は好意的に受け止められ，その変化に影響を及ぼしてきたことが確認される[7]．その動きは，GMCによる1993年の *Tomorrow's Doctor* における勧告をきっかけとしながらさらに加速していったと考えられる[8]．

　イギリスにおけるポートフォリオの導入は，看護専門職[9]やRoyal College of General Practitionersなどの専門職団体での導入[10]をきっかけとして進展していくが，GMCの1997年の *The New Doctor* による当時研修1年目のPRHOs（Pre-registration house officers）におけるラーニング・ポートフォリオの導入[11]，Sheffield大学における卒前・卒後での利用[12]，Dundee大学における最終試験でのポートフォリオの利用[13]などを事例として，医学教育全体に普及していったものと考えられる．

2.3. イギリス医学教育におけるeポートフォリオの導入と展開

　医学教育におけるeポートフォリオの導入という点では，インターネットを利用したプライマリ・ヘルス・ケアの専門職開発を狙いとした90年代のWISDOM project[14]などの

例は確認されるものの，やはり大きな役割を果たしたのは，Foundation Programme におけるポートフォリオの義務化とeポートフォリオへの移行であろう．

イギリスでは Modernising Medical Careers（MMC）と呼ばれる改革により，2005 年に新しい卒後研修システムとして 2 年間のカリキュラムに基づく研修プログラムである Foundation Programme へと移行したが，その際に，Multi-Source Feedback や Case-Based Discussion，Mini-CEX（mini-Clinical Evaluation Exercise），DOPS（Direct Observation of Procedural Skills）といった評価方法とともに，それらをコンテンツの一部とするラーニング・ポートフォリオを導入した[15, 16]．導入当初は，紙媒体のポートフォリオで運用されてきたが，2007 年に e ポートフォリオを導入し，2010 年 8 月には紙媒体のポートフォリオを廃止し，e ポートフォリオに完全移行している．

Foundation Programme では，およそ 4 カ月に 1 度実施される配属終了時の指導医との面談内容が e ポートフォリオのコンテンツとなることに加え，教育担当者の面談で e ポートフォリオの内容が検討され，その面談内容もコンテンツとして記録されることとなっている．

Foundation Programme に限れば，2014 年時点で，NES（NHS Education for Scotland）と Horus が提供する 2 つの e ポートフォリオシステムが存在するが，North Western Foundation School を除くすべての Foundation School が NES のシステムである NHSe ポートフォリオを使用している．

この NHSe ポートフォリオは，Foundation Programme 以外にも，内科，産婦人科，小児科，放射線科，救急医療，集中治療医学，リプロダクティブ・ヘルスケアなどの団体でも利用されている他，スコットランドにおいては看護師や助産師，歯学・薬学の領域でも利用されている[17]．

卒前教育に関しては，GMC による 2009 年の *Tomorrow's Doctor* において，すべての医学部卒業者の要件として，「専門職開発のポートフォリオを含めて，生涯学習および継続的な専門職開発の基礎を築く」[18] との記述に基づき，各校で独自のポートフォリオが構築される傾向にあったが，2010 年に University College London（UCL）が中心となり，Foundation Programme で利用される NHSe ポートフォリオを卒前教育で利用する UMeP（Undergraduate Medical e-Portfolio）と呼ばれる大学間共同事業が開始している[19]．

UMeP の枠組みは，当初は UCL と Bristol 大学，Brighton & Sussex Medical School の 3 校ほどであったが，その後少しずつ拡大しており，2014 年時点で NHSe ポートフォリオを卒前で利用しているのは，Glasgow 大学，Dundee 大学，Keele 大学，Queen's 大学 Belfast の計 7 校が利用しているとされる．

UMeP のコンセプトと利用可能なコンテンツは，**図 2** に示した通りであるが，実際のシステムの利用の仕方は大学によって異なっている．例えば，UCL は臨床実習中に指導の下で行われる学習活動（SLEs：Supervised Learning Events）の記録を主な目的として利用しているが，Bristol 大学ではメンタリングを支援するシステムとして利用されてお

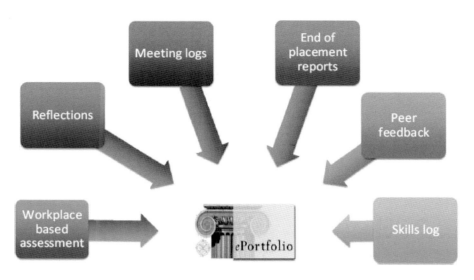

図2 UMePのコンテンツ

（出典：Smith L, Belcher R, Coppola, W, Gill D, Spencer H, Cooper C, Rawlinson N, Williams J, Haig A, Smith J, Haq I, Jones A, Montgomery J and Vincent T. Successful collaboration in education：the UMeP. *Clin Teach* 2014；11（7）：548, Figure 1）

り, 1年次には5名の学生に1名のメンターが, それ以降の学年では10名を上限にメンターが付いて, 1年に2度, 20〜30分の面談がポートフォリオをもとに実施されている[20].

Belcherらの論稿では, 卒前教育でUMePを利用している2校の学生の意見を調査し, 分析を行っているが, 利点としてFoundation Programmeとの連続性や専門職としてのアイデンティティの形成などが挙げられつつも, リフレクションのツールとしては上手く機能しなかったり, 単に決められた期限までに決められたことを実施するcheck box exercise, すなわち用意されたチェックリストのチェックを埋めるだけの活動になってしまったりという, 問題点も指摘されている[21].

このように, イギリス医学教育におけるeポートフォリオの利用は, 卒前教育, 卒後研修, その後の専門職開発に至るまで, 制度的にも強く推進されており, システムの構築や整備も進展していることが確認される. 一方でその利用方法は, 「ラーニング・ポートフォリオ」という呼び名を使用しつつも, 実際にはショーケース・ポートフォリオに近い利用方法であり, 当初の目的であった経験主義的学習の実現がeポートフォリオによって促進されているかについては, 限界も確認される状況であると考えられる.

■ 3. オランダ医学教育におけるeポートフォリオの動向

3.1. オランダ医学教育の概要

オランダの医学教育は，基本的には6年制となっており，1999年に宣言されたBologna宣言に則って，前半の3年間をBachelor課程，後半の3年間をMaster課程としている．日本のような医師国家試験ではなく，Medical Councilの認証を受けた大学において学位を取得すれば，医師への登録が可能となる[22]．この医師国家試験がないという制度的特徴は，Progress Test[23]などのユニークな評価形態の発展の一因となっていると考えられる．

3.2. オランダ医学教育におけるポートフォリオの導入

医学教育におけるポートフォリオの導入は1990年代初めごろとされているが[24]，オランダ医学教育はイギリスと同様に，世界的に見ても早くからポートフォリオの導入に向けて取り組んでいたことが確認される．

オランダ医学教育学会（NVMO：Nederlandse Vereniging voor Medisch Onderwijs）にポートフォリオについてのワーキンググループ（SIGs：Small Interest Groups）が設置されたのは2001年のことであり，このSIGsの活動を通じてポートフォリオの利用が拡大していったとされている[25]．具体的には，オランダおよびベルギーのオランダ語圏内のフランドル地方を含む13校のうち，SIGsの活動を通じて8校が卒前教育において，ポートフォリオを利用することになったとされる[26]．

オランダ医学教育の卒前教育において，その導入当初にどのようにポートフォリオが利用されていたかについては，その先導的役割を果たしていたマーストリヒト大学の事例を中心とした，Erik Driessenの一連の研究成果において確認できる．例えば，2003年の論考では，これまで焦点が当てられてこなかった医学部低学年におけるポートフォリオの利用に着目し，メンター制やポートフォリオの構造化の重要性を指摘しつつ，2001年度と2002年度に実施した1年次生242名のポートフォリオ評価をベースに，学生への半構造化インタビューを通じて，ポートフォリオ評価の有効性を指摘している[27]．

一方で，ポートフォリオ評価に対する批判も存在していたことが確認される．Driessenの2009年の論稿では，ポートフォリオ評価に対する学生や研修医からの批判を紹介し，それに応答するという形式が採られている．

その批判の全文は，現在もインターネット上で確認できるが，2005年の学生側の意見としては，マーストリヒト大学の2年次，3年次において有用ではないという見地からポートフォリオを廃止した経緯が存在すること，Driessenによって説明されているようには利用されなかった現実，メンターが重要なのであってポートフォリオ自体には意味を感じていないことが言及されている[28]．また，2005年の研修医の意見として，ポートフォリオ評価に多大な時間を要していることなどが指摘されている[29]．これらの批判は，ポート

フォリオに関する出版バイアスを感じさせるものである．

このような批判はありつつも，個々の取り組みと実践がオランダ医学教育におけるポートフォリオの利用を推進していったものと考えられるが，ポートフォリオの制度的な定着とeポートフォリオの観点から見るのであれば，その大きな契機は2007年に実施された卒後研修の改革といえるだろう．

この改革は，卒後の専門医研修へのコンピテンシーモデルの導入とコンピテンシー基盤型のカリキュラムへの移行が特徴として挙げられる．改革の必要性については，2000年より王立オランダ医師会（KNMG）を中心に議論が開始され，2004年にCanMEDS（Canadian Medical Education Directives for Specialists）の枠組みをもとにしたコンピテンシーモデルを専門医研修に導入することが決定された．これを踏まえて，既にコンピテンシーモデルを導入していた産婦人科学会，小児科学会の2つの専門領域に加え，2007年に6つの専門領域が，2008年には21の専門領域が，新しいコンピテンシー基盤型のカリキュラムに移行している[30]．卒後研修にコンピテンシーモデルを導入するという大きな改革は，その後卒前教育にも波及しており，2009年にはとくに修士課程（6年課程の後半3年間）においてコンピテンシーの導入が進められ，その際も卒後研修との接続の観点からCanMEDSの枠組みが採用されている[31]．

この改革に伴い，すべての研修医はMini-CEXが義務化されるとともに，ポートフォリオを作成し，指導医などと面談を実施することが求められることとなった．これを契機にeポートフォリオについても開発が進められていったと考えられる．

2010年時点でオランダ医学教育において使用されている主なeポートフォリオシステムは，EPASS，Vrest社のシステム，Xaurum社のシステムがあるとされており，どのシステムを使用しているかについては専門領域によって違いが見られ，例えば，産婦人科，麻酔科，小児科，眼科，救急医学，呼吸器などの領域はEPASSを，外科，整形外科はVrest社のシステムを，内科，精神医学，リハビリテーションなどはXaurum社のシステムを利用しているとされる[32]．

この中でもEPASSは，マーストリヒト大学とMateum社の共同開発システムであることから，卒後研修だけでなく卒前教育や，看護学，獣医学などの他分野を含む様々な範囲で利用されていることが確認できる．

例えば，卒前教育では，マーストリヒト大学のほか，エラスムス大学ロッテルダム校，ライデン大学，ユトレヒト大学などでも利用されているとされ，学士課程では主にプロフェッショナリズムの評価に，修士課程ではクリニカル・クラークシップのWBA（Workplace-Based Assessment）ツールとして利用されている[33]．

より具体的には，360度評価などのパフォーマンスに関する評価の継時的変化の確認やフィードバック，あるいは**図3**のように設定されたコンピテンスの個人スコアとコホートスコアの比較など，面談時に使用するための情報の要約として利用されていることが報告されている[34]．

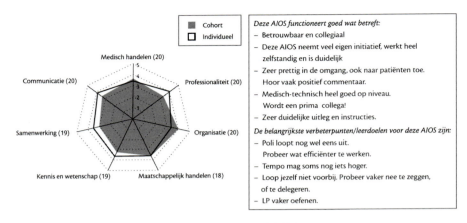

図 3　EPASS の表示例

（出典：Govaerts M, Driessen E, Verhoeven B, van der Vleuten C, Bracke H, van Hoorn J, van de Laar, R, Maas, J and Oei S. Richtlijn interpretatie en gebruik van toetsresultaten in het portfolio. *TS MEDISCH ONDERWIJS* 2010;29（S3）: 81 の図 4 より）

　また，WATCHME project として，EPASS などの e ポートフォリオシステムを利用して，WBA やフィードバックの充実を促進していこうとする EU レベルの活動も進められており，今後さらなる統合的な利用が期待されている[35]．

　このように，オランダ医学教育における e ポートフォリオの導入と利用は，卒後研修だけでなく卒前教育においても確認される．すべてにおいて単一のシステムを使用しているという訳ではないが，卒後研修と卒前教育でも同一のシステムを使用する縦断性とともに，機関間・専門領域間を横断する形式でシステムを利用している状況は，医師の養成という観点から見れば，効率的な導入と利用と見ることもできる．

■ 4. アメリカ医学教育における e ポートフォリオの動向

4.1. アメリカ医学教育の概要

　アメリカの医学教育は，標準的には 4 年制大学で学士号を取得後，4 年制の Medical School に入学し，その後卒後研修・専門医研修へと移行していく．Medical School への入学には，AAMC（Association of American Medical Colleges）が作成する多肢選択型の標準テストである MCAT（Medical College Admission Test）を受験する必要がある．AAMC は，アメリカおよびカナダの Medical School と研修を担う Teaching Hospital，そして各種関連学会を代表する組織として 1876 年に設置されたという歴史を有している．

　医師免許を取得するためには，FSMB（Federation of State Medical Boards）と NBME

（National Board of Medical Examiners）が主催する試験である 3 段階の USMLE（United States Medical Licensing Examination）に合格することが必要である [36].

　各段階の教育プログラムは，学士課程の 4 年制大学が各地域のアクレディテーション団体によって審査されているのと同様，Medical School のプログラムは LCME（Liaison Committee on Medical Education），卒後研修のプログラムは ACGME（Accreditation for Graduate Medical Education）によって認証評価が実施されている．

4.2. アメリカ医学教育におけるポートフォリオの普及と展開

　アメリカ医学教育におけるポートフォリオの利用は，個別機関や一部の専門領域の取り組みを中心として発展してきたと考えられるが，組織的な導入という点では，卒後研修における ACGME による推進が挙げられる．

　ACGME は，1998 年に Outcome Project と呼ばれる取り組みを開始し，6 つの領域から構成される General Competency を定義したり，2000 年には 360 度評価や OSCE，ポートフォリオを含む 13 の評価方法をまとめた Tool box を公表し，それぞれのコンピテンシーに対する評価方法の対照表を作成したりすることなどを通じて，研修プログラムにおいて Outcome を重視する方向性を示している [37].

　e ポートフォリオシステムに関しても，ACGME は 2005 年に独自のオンライン形式のラーニング・ポートフォリオの開発に着手しており，2007 年には開発初期段階の試作版段階のテスト（アルファテスト）が実施され，2010 年には任意での利用を開始し，2016 年には完全実施という計画になっていたとされる [38].

　それと並行して，個別機関や専門領域でも，e ポートフォリオの導入が進展していたことが確認される．例えば，その事例としてはイリノイ大学シカゴ校 [39] や家庭医，内科学の研修医 [40] による利用などが挙げられる．

　AAMC の GIR（Group on Information Resource）による 2010 年の調査によれば，アメリカおよびカナダの Medical School の 54.4% が既に e ポートフォリオを導入していたとされる [41]. そして，e ポートフォリオを利用していると回答した機関のうち，利用しているシステムの内訳は，当該項目に回答している機関に限られるが，企業が開発したシステムを導入しているケースが 25 件，自己開発が 23 件，オープンソースのシステムの利用が 1 件となっている．また，利用されている企業が開発したシステムの内訳は，E-Value が 6 件，Blackboard が 6 件，Angel が 2 件，その他が 10 件となっており，このことからも，各機関が個別のニーズや状況に合わせて，システムを導入してきたことがうかがえる．

4.3. アメリカ医学教育における統合型 e ポートフォリオの開発と失敗

　しかし，その後の展開は複雑な様相を見せている．例えば，開発が進められていた「ACGME Learning Portfolio」は 2013 年までは ACGME の Web ページにリンクが作成され，様々なコンテンツへのアクセスが可能になっていたにもかかわらず，現状としては確

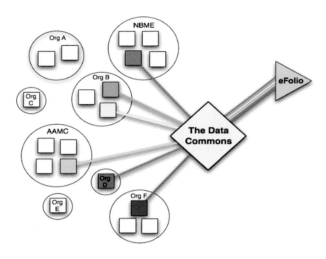

図 4 e-Folio Connector のコンセプト

(出典：Johnson, A. & Rose, L. S. Support Lifelong Learning: AAMC & NBME's New Electronic Portfolio Connector, Panel Session presented at the MedBiquitous Annual Conference 2013, Johns Hopkins University School of Medicine, Baltimore, Maryland USA. (http://medbiq.org/sites/default/files/presentations2013/Johnson_Rose.pptx))

認できず，廃止となっている．

　この動きと並行していたのが，卒前から卒後，その後の医師としての専門職開発全体を包括する大規模な統合型 e ポートフォリオシステムの構想と構築である．

　AAMC，ACGME，NBME，FSMB は 2007 年から，各機関に散在する e ポートフォリオシステムを接続・統合する全国レベルの e ポートフォリオシステムの構築に向けた議論を開始している[42]．この背景には，各機関がポートフォリオ学習やポートフォリオ評価といった同じ目的のために導入した別々の異質なシステムの接合に加え，別目的で構築された統合的システムとの接合という目的があり，ERAS（Electronic Residency Application Service）などの AAMC や NBME が提供する種々のサービスのオンライン化もその推進力の 1 つとなっている．

　2007 年当時のミーティングでは，データ管理・利用に関する法的事項やセキュリティなども議論され，システム上に Private 領域と Public 領域を区別し，あくまでデータの所有者は各個人であり，すべての活動は各個人の承認のもと実施されるといったことなどの提案も確認される．また，システム上には，資格証明，経歴，評価，リフレクションなど，幅広い機能と要素が含まれることが期待されていた[43]．

　このような議論をもとに，AAMC と NBME が中心となる形で，当初は「e-Folio Connector」という呼称で，システムの開発が進められていた．システムのコンセプトは図 4 のように示される．

　具体的には，先述の USMLE や MCAT，ERAS などの AAMC や NBME，その他の組

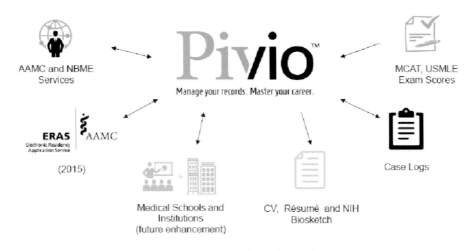

図5 Pivioの利用イメージ

(出典：Pivio. Webinar: Manage your records, Master your career, http://pivio.org/webinars/（2015年5月19日最終閲覧））

織が提供する散在したサービス，あるいは保有しているデータを Data Commons に集約し，その情報をアプリケーションである e-Folio を利用することが想定されている．Data Commons と e-Folio Connector が区別されたシステムとして設計されている理由の1つは，Data Commons のデータに蓄積された情報を e-Folio だけでなく，その他のアプリケーションでも利用することを想定していたためである．

このようなコンセプトのもと開発が進められ，Data Commons®（http://mydatacommons.org/）と e-Folio Connector は名称が変わり Pivio®（http://pivio.org/）という形で，公開されるに至った．Pivio は2014年7月1日に有料のシステムとして公開され，学生は年100ドル，研修医は年125ドル，医師は年250ドルの金額が設定されていた．ユーザが Pivio に対して支払う使用料は，Pivio を通じて，その一部が Data Commons に支払われ，またその一部が Data Commons を通じて，元データを保有し，提供する AAMC や NBME などに分配されるという仕組みになっていたとされる[44]．

想定されていた利用の仕方は，ショーケース・ポートフォリオに近い運用が期待されていた（図5）．例えば，Medical School への進学課程の学生に対して強調されていた機能としては，MCAT のスコアの保存やアクセスであったり，AMCAS（American Medical College Application Service）を通じて Medical School に出願する際に，推薦状を求めるのに必要な関連データや課外活動の内容を記録しておくことができるといったことであったり，Pivio ユーザ間でネットワークを創ることができるといったことであった．また，医学生においては，MCAT や USMLE のスコアの蓄積や利用，アメリカ国立衛生研究所の Biosketch format などの履歴書のテンプレートに経歴をエクスポートすることができ

るといったことなどであった.

　このような実際のPivioの機能から見れば，2007年当時に議論されていた問題意識からの乖離が確認される.すなわち，各機関における学習や指導でPivioがどのように利用されていくのかという部分である.コンピテンシーの追跡をどのように機能として実現していくかについては開発中とされ，そのコンピテンシーの設定のもと実施される教育・学習における，いわゆるラーニング・ポートフォリオとしての利用については，不透明なままとなった.

　Pivioの開発と公開に合わせては，様々なリーフレットやYouTubeなどの動画，Facebookのアカウントなどが作成され，多くのワークショップやシンポジウムが開催され，大規模な広報が展開されたが，そのように多大な労力と時間，費用を投入し，開発されたものであるにもかかわらず，2015年5月19日にAAMCからPivioの廃止がアナウンスされ，現在はインターネット上からは確認できない状態となった[45].廃止の理由についての正式な発表は管見の限り確認できないが，実質的には1年に満たない期間での撤退であり，大きな方針転換であることは事実であろう.

　Pivioが廃止されるに至った理由には様々なものが考えられるが，UCSF（University of California, San Francisco）などの個別機関でもeポートフォリオから撤退する動きも確認され，これらのことからはeポートフォリオをめぐる状況の不安定さを垣間見ることができる.

5. 各国の動向からの示唆

　ここまで，イギリス，オランダ，アメリカの医学教育におけるeポートフォリオの動向について確認してきた.

　共通の方向性として挙げられるのは，1つは卒後から卒前へという形で制度的に展開しており，より一貫した専門職開発が意図されていることであろう.もう1つは，機関間を横断するだけでなく，生涯にわたる専門職開発を含む時系列的に縦断する形で，統合的なeポートフォリオシステムが構築されようとした点である.

　このような取り組み自体は，教育段階でシステムが変わらず，機関間の異動があっても一貫して同じシステムが利用できるという点で，ユーザの負担も少なく，各教育段階における学習が分断されず，よりシームレスな専門職開発が期待されるという点で利点をもつものと考えられる.

　一方で，共通の課題も確認される.1つは，ショーケース・ポートフォリオとラーニング・ポートフォリオの接続の困難さである.ここまでに見てきた各国で卒後研修から展開しているポートフォリオについても，ショーケースの側面が強調されており，特定の授業の中で形成的評価として利用されるようなポートフォリオとしての利用については，試行錯誤している状況が確認される.オランダのEPASSなどは，それらの文脈に沿う機能の開発が進められているが，システムがどの程度授業の実態に適合するか，は重要な課題である

だろう.

　もう1つはeポートフォリオシステムの学習からの乖離である. イギリスの check box exercise の例やオランダにおける批判で見たように，eポートフォリオに限らず，紙媒体のポートフォリオでさえ，ポートフォリオの作成自体が自己目的化しがちであり，本来の学習の促進といった機能が見失われる傾向がある. この点について, Driessen はポートフォリオ評価を実施する上で，重要な視点として以下の6つの点を挙げている[46].

　a) ポートフォリオを学習に対して特定化し，意味のあるものにすること
　b) ポートフォリオを学生の個人的なものにすること
　c) その目的を定義し，周知すること
　d) 形式と内容を目的に適合させること
　e) 質的な基準に基づいた信用できる評価を設計すること
　f) ポートフォリオ評価を指導・支援するメンターを配置すること

　このことから，とくに重要であるのは，メンター制やフィードバックの充実などのポートフォリオ学習やポートフォリオ評価に関連する条件整備であり，むしろポートフォリオのようにパッケージ化された方法そのものが重要ではないことが示唆される. 実際に, ポートフォリオを導入していなくとも，フィードバックや形成的評価が有効に機能し，学生から高い評価を得ている教育実践も確認される. そのような実践からは一定の方法の導入以前に，やはり教員と学生が相互の信頼関係の中で，フィードバック等を含むコミュニケーションを相互に取りあいながら，学習を進めることが重要であることが示唆される.

　今後, eポートフォリオが，どの程度効果的かつ効率的にそれらの要素を取り入れ，促進していくことができるのかが重要であり，また期待されているといえるだろう.

■ 文　献

1 日本医学教育評価機構, 医学教育分野別認証評価基準日本版 V2.1, 2016
http://www.jacme.or.jp/pdf/wfmf-jp20160624_3.pdf （2016年12月1日最終閲覧）
2 植野真臣, 荘島宏二郎. 学習評価の新潮流, 朝倉書店, 2010, p.148.
3 同上.
4 同上.
5 Barrett, H. Balancing the Two Faces of ePortfolios. Educação, *Formação & Tecnologias*, 2010, 3(1), 6-14.
6 小田勝己. 総合的な学習に適したポートフォリオ学習と評価, 学事出版, 東京, 1999.
7 Snadden D and Thomas M.（1998）. The use of portfolio learning in medical education. *Med Teach* 1998；20(3)：192-199.（doi:10.1080/01421599880904）
8 General Medical Council（GMC）.Tomorrow's Doctor：Recommendations on under-

graduate medical education. 1993.

9 Jasper M. The portfolioworkbook as a strategy for student-centred learning. *Nurse Education Today*, 1995；15(6)：446-451.（doi:10.1016/S0260-6917（95）80057-3)

10 Royal College of General Practitioners. Portfolio-based Learning in General Practice, Report of a Working Group on Higher Professional Education. 1993.（Occasional Paper）.

11 General Medical Council（GMC). The New Doctor：Recommendations on General Clinical Training. 1997.

12 Challis M. AMEE Medical Education Guide No.11（revised）：Portfolio-based learning and assessment in medical education. *Med Teach* 1999；21(4)：370-386.（doi:10.1080/01421599979310)

13 Davis M, Ben-David M, Harden R, Howie P, Ker J, McGhee C, Pippard M and Snadden D. Portfolio assessment in medical students' final examinations. *Med Teach* 2001；23(4):357-366.（doi:10.1080/01421590120063349)

14 Challis M. AMEE Medical Education Guide No.11（revised）：Portfolio-based learning and assessment in medical education. *Med Teach* 1999；21(4)：370-386.（doi:10.1080/01421599979310)

15 Beard J, Strachan A, Davies H, Patterson F, Stark P, Ball S, Taylor P and Thomas S. Developing an education and assessment framework for the Foundation Programme. *Med Educ* 2005；39(8)：841-851.（doi:10.1111/j.1365-2929.2005.02236.x)

16 Ryland I, Brown J, O'Brien M, Graham D, Gillies R, Chapman T and Shaw N. The portfolio：how was it for you? Views of F2 doctors from the Mersey Deanery Foundation Pilot. *Clinical Medicine* 2006；6(4), 378-380.

17 NHS Education for Scotland（NES). Who uses the NHS ePortfolio? 2015.
http://talkback.nhseportfolios.org/wordpress/?page_id=1007（2015 年 5 月 19 日最終閲覧）
ただし，2012 年 12 月に開始した 5 年ごとに医師の再審査を行う Revalidation においては，別の形式の様々なシステムが開発・利用されている状況が確認され，今後の動向が注目される．

18 General Medical Council（GMC). Tomorrow's Doctor：Outcomes and standards for undergraduate medical education. 2009.
http://www.gmc-uk.org/Tomorrow_s_Doctors_1214.pdf_48905759.pdf（2015 年 5 月 19 日最終閲覧）

19 Smith L, Belcher R, Coppola, W, Gill D, Spencer H, Cooper C, Rawlinson N, Williams J, Haig A, Smith J, Haq I, Jones A, Montgomery J and Vincent T. Successful collaboration in education：the UMeP. *Clin Teach* 2014；11(7)：546-550.（doi:10.1111/tct.12212.)

20 University of Bristol. Responsive student support：Undergraduate Medical e-Portfolio（UMeP). 2015. http://www.bristol.ac.uk/medical-school/whybristol/responsivestudentsupport/

（2015 年 5 月 19 日最終閲覧）

21 Belcher R, Jones A, Smith L, Vincent T, Naidu S, Montgomery J, Haq I and Gill D. Qualitative study of the impact of an authentic electronic portfolio in undergraduate medical education. *BMC Med Educ* 2014；14(1). （doi:doi:10.1186/s12909-014-0265-2）

22 奈良信雄. オランダの医学教育, 医学教育 2009；40(5)：305-307.

23 Progress Test は, 理念としては, ユニットや科目ごとに評価を行うのではなく, カリキュラムと評価を分離し, 個人の学習の進捗状況を踏まえて, 知識面の完全習得を評価するものである. 学生は同じ難易度の試験を複数回受験することにより, 自分の学習の進捗状況や到達度が評価可能となる. 具体的には, ブループリントに従った MCQ （Multiple-Choice Question, 多肢選択型）形式 200 問の試験が出題され, 全学年の学生が, 同じ試験を同時に受験する. 試験は年 4 回実施され, 在学中に 24 回の受験機会がある. 現時点では, WBT （Web-Based Testing）形式ではなく, 紙媒体 （P&P：Paper & Pencil）形式で実施されているとされる. 選択肢には, まだ学習していない問題が往々にして含まれるため, 「don't know」という選択肢が設けられる場合もあるが, 当然のことながら 1 年次の学生の正答率は低くなり, 1 年次生の 「don't know」 の選択率は 85% という報告もある. 問題数にすれば 170 問が 「分からない・習っていない」 とされたことになり. テスト実施のコストを考慮するとその効率性には疑問が残る. 詳細は, 次の文献を参照されたい.

Muijtjens, A. Progress Testing- concept, history, and recent developments. 2013. http://www.iamse.org/development/2013/was_092613/was_092613.pdf（2015 年 5 月 19 日最終閲覧）

24 van Tartwijk J. and Driessen E. Portfolios for assessment and learning：AMEE Guide no. 45. *Med Teach* 2009；31(9)：790-801 （doi:10.1080/01421590903139201）

25 Dekker H, Driessen E, Braak E, Scheele F, Slaets J, Van Der Molen T. and Cohen-Schotanus J. Mentoring portfolio use in undergraduate and post-graduate medical education. *Med Teach* 2009；31(10)：903-909. （doi:10.3109/01421590903173697）

26 同上. なお, この SIGs の活動は 2012 年 12 月をもって終了している.

27 Driessen E, van Tartwijk J, Vermunt J and van der Vleuten C. Use ofportfolios in early undergraduate medical training. *Med Teach* 2003；25(1), 18-23. （doi:10.1080/0142159021000061378）

なお, Driessen の一連の研究として次のようなものが挙げられる.

Driessen E, van Tartwijk J, Overeem K, Vermunt J. and van der Vleuten C. Conditions for successful reflective use of portfolios in undergraduate medical education. *Med Educ* 2005；39(12)：1230-1235. （doi:10.1111/j.1365-2929.2005.02337.x）

Driessen E, Overeem K, van Tartwijk J, van der Vleuten, C and Muijtjens A. Validity of portfolio assessment：which qualities determine ratings?. *Med Educ* 2006；40(9)：862-866. （doi:10.1111/j.1365-2929.2006.02550.x）

Driessen E, Muijtjens A, van Tartwijk J. and van der Vleuten C. Web- or paperbased portfolios：is there a difference? *Med Educ* 2007；41(11):1067-1073.（doi:10.1111/j.1365-2923.2007.02859.x）

28 Vermunt S. Een rijker beeld（1）（A richer picture）. *Medisch Contact* 2005；33:1324.

http://medischcontact.artsennet.nl/archief-6/Tijdschriftartikel/14299/Een-rijker-beeld-1.htm（2015 年 5 月 19 日最終閲覧）

29 Iglesias del Sol A. Een rijker beeld（2）（A richer picture）. *Medisch Contact* 2005；33:1325.

http://medischcontact.artsennet.nl/archief-6/Tijdschriftartikel/14298/Een-rijker-beeld-2.htm（2015 年 5 月 19 日最終閲覧）

30 Scheele F, Teunissen P, Luijk S, Heineman E, Fluit L, Mulder H, Meininger A, Wijnen-Meijer M, Glas G, Sluiter H and Hummel T. Introducing competency-based postgraduate medical education in the Netherlands. *Med Teach* 2008；30(3), 248-253.（doi:10.1080/01421590801993022）

31 Nederlandse Federatie van Universitair Medische Centra.（NFU）. The 2009 framework for undergraduate medical education in the Netherlands. 2009.

http://www.nfu.nl/img/pdf/09.4072_Brochure_Raamplan_artsopleiding_-_Framework_for_Undergraduate_2009.pdf（2015 年 5 月 19 日最終閲覧）

32 van der Helm H, Scheenstra R and den Rooyen C. Van schoenendoos naar software systeem：hulp bij het kiezen van een digitaal portfolio. *TS MEDISCH ONDERWIJS* 2010；29（5），298-306.（doi:10.1007/s12507-010-0094-1）

33 EPASS Web ページ, http://www.epass.eu/en/portfolios/,（2015 年 5 月 19 日最終閲覧）

34 Govaerts M, Driessen E, Verhoeven B, van der Vleuten C, Bracke H, van Hoorn J, van de Laar, R, Maas, J and Oei S. Richtlijn interpretatie en gebruik van toetsresultaten in het portfolio. *TS MEDISCH ONDERWIJS* 2010;29（S3）:75-81.（doi:10.1007/s12507-010-0126-x）

35 The WATCHME project Web ページ, http://www.project-watchme.eu/,（2015 年 5 月 19 日最終閲覧）

36 FSNB は，アメリカの 70 の医事審議会を代表する 1912 年に設立された国立非営利組織であり，2 つの医師免許委員会（National Confederation of State Medical Examining and Licensing Boards と American Confederation of Reciprocating Examining and Licensing Boards）をその前身としている．NBME は，医療専門職の質の高い評価を目的にして 1915 年に設立された独立非営利組織である．

37 Swing S. The ACGME outcome project：retrospective and prospective. *Med Teach* 2007；29(7), 648-654.（doi:10.1080/01421590701392903）

38 Donato A and George D. A Blueprint for Implementation of a Structured Portfolio in an Internal Medicine Residency. *Academic Medicine* 2012;87(2):185-191.（doi:10.1097/ACM.0b013e31823f40a2）

39 Bashook P, Gelula M, Joshi M and Sandlow L. Impact of Student Reflective e-Portfolio on Medical Student Advisors. *Teaching and Learning in Medicine* 2008；20(1)：

26-30.（doi:10.1080/10401330701798113）

40 Donato A and George D. A Blueprint for Implementation of a Structured Portfolio in an Internal Medicine Residency. *Academic Medicine* 2012；87(2)：185-191.（doi:10.1097/ACM.0b013e31823f40a2）

41 Group on Information Resources（GIR）. Medical School IT Survey, AAMC Curriculum Reports. 2010.
https://www.aamc.org/download/266122/data/eportfoliosoftwareproducts.pdf（2015年5月19日最終閲覧）

42 AAMC, ACGME, FSMB, NBME. eFolio：A Secure Personal Data Manager Serving Physicians. Proceedings of an Invitational Conference. 2007.
https://www.aamc.org/download/76810/data/efolio.pdf（2015年5月19日最終閲覧）

43 同上.

44 Data Commons. Join Data Commons. Liberate your data!,
http://mydatacommons.org/wp-content/uploads/2013/12/dc-one-sheet.pdf（2015年5月19日最終閲覧）

45 AAMC. AAMC and NBME Have Discontinued Pivio, 2015b.
https://www.aamc.org/students/services/431658/pivio.html（2015年5月19日最終閲覧）
なお，既に削除されている Facebook 上の Pivio のアカウントでは，2015年5月11日に6月末をもって Pivio が廃止となることがアナウンスされていた．また，その後 Data Commons についても廃止となっている．

46 Driessen E. Portfolio critics Do they have a point. *Med Teach* 2009；31(4)：279-281.（doi:10.1080/01421590902803104）

Ⅲ-2 国内の動向と事例

1

千葉大学医学部におけるeポートフォリオの運用と実際

■ 1. eポートフォリオの導入

ここでは1つの事例として，千葉大学医学部におけるeポートフォリオの運用とその実際について，単に紹介するのではなく，その実践を批判的に振り返ることにより，医療教育におけるeポートフォリオの効果的なあり方について検討する．なお，以下に記述する内容は，2014年度時点での状況であることを付記しておく．

千葉大学医学部はeポートフォリオの組織的な導入という点では比較的早く，2009年度まで運用してきた紙媒体のポートフォリオを，2010年度の1年次の学生から段階的にeポートフォリオに移行してきた[1,2]．このeポートフォリオはオープンソースのLearning Management System（LMS）であるMoodle上に構築されたもので，Moodleの既存のポートフォリオ・モジュールではなく，Wikiモジュールを改編して使用するというものであった．Wikiモジュールは，参加者がWebページを追加・編集していくことのできるモジュールである．

当時のMoodleのバージョンは1.9であり，現行のバージョン2.xと比較すると，様々な問題や不具合があったのは事実である．加えて，このことは，Moodle1.9とMoodle2.xで内部構造にかなりの差異があったために，結果的にMoodleのupdateに困難を伴う結果となった．結果，Moodle2.0自体は2010年11月24日に公開されたが，千葉大学医学部がMoodle1.9.6からMoodle2.1.7に移行したのは，2013年3月11日までの2年数カ月の時間が掛かることとなった．

このMoodleのupdateと合わせて，MoodleのWikiモジュールを利用して運用してきたeポートフォリオから，Moodleと親和性の高いeポートフォリオシステムであるMaharaを導入し，移行することとした[3]．Mahara導入後もWikiモジュールで作成されたポー

トフォリオのコンテンツにはアクセスを保証したものの，結果的には Moodle の Wiki モジュールを利用した e ポートフォリオが運用された期間は，2010 年度から 2013 年度のわずか 3 年間となった．

Mahara はニュージーランドの第三段階教育委員会および教育省の出資のもと，2006 年中頃に Massey University，Auckland University of Technology，The Open Polytechnic of New Zealand，University of Wellington が共同開発したオープンソースの e ポートフォリオシステムである．Mahara はマオリ語で「to think, thinking, thought」（考える，思考）を意味し，Mahara のロゴであるシングルツイストもマオリのデザインに由来するものである [3]．

Moodle が隣国オーストラリアで開発されたオープンソースの LMS であることと思想を共有していることもあり，先述の通り非常に親和性が高く，Moodle と Mahara の連携は Mahoodle と呼ばれることもある [4]．具体的には，システム要件において既存の Moodle の設備を利用できるという点や，Single Sign-On に対応しておりシステムログインが煩雑でないこと，Moodle にアップロードしたコンテンツを容易に Mahara へ移動・複製することができるなどの利点が存在する．また，Moodle も Mahara もオープンソースであるという点から，世界中で広く使用されているシステムであり，既に多数の書籍・論文などが出版・公開されていることから，マニュアル整備やシステムに対する学生や教職員からの Q&A を省力化するということも見込むことができる．

このような Mahara のメリットに加え，Wiki モジュールによる e ポートフォリオの運用では，Moodle 上にポートフォリオ用のコースを設置し，そのコースに Wiki モジュールを利用してコンテンツを作成させていたため，頻繁に変化する誰がどのポートフォリオを見ることができるかという権限の設定が困難であり，結果的にポートフォリオの所有者は学生というポートフォリオ評価の原則からの乖離や，評価の際のコンテンツの編集可能性，アップロードエラーの多発などの Moodle の Wiki モジュールを使用していたことに由来する固有の問題があり，Wiki モジュールから Mahara への移行はそれらの問題への対応という意味もあった．

■ 2. e ポートフォリオの運用

2013 年度から Mahara の運用を開始したが，2013 年度は Mahara 導入初年度ということもあり，e ポートフォリオの利用については，「これまでできていたことができる」ということを前提に運用を開始することとした．これまで Wiki モジュールにおいて使用されてきたのは，主に医学部 1 年次生から 4 年次生までの科目においてであり，その用途は形成的評価，総括的評価の双方を含むものであった．本来，医学教育で e ポートフォリオの利用が期待される Clinical Clerkship における評価，Miller のピラミッドでいう Does の

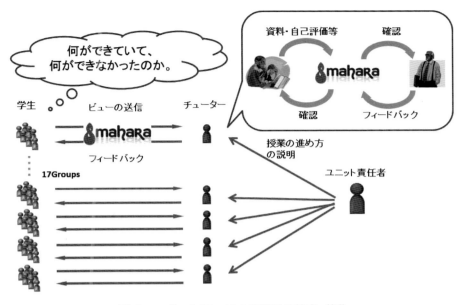

図1　eポートフォリオの利用の仕方（例）

評価に利用しなかった理由については後述する．

　具体的なeポートフォリオの利用の仕方については，Ⅲ-2-3でIPEの事例が紹介されているが，形成的評価という点では1つの例として，1年次生の導入PBLチュートリアルでの利用が挙げられる．この授業では，学生は8名前後のグループに分かれ，Problem-Based Learningの形式で少人数によるグループ学習を通じて，自己学習能力，問題解決能力，コミュニケーション能力を身に付けることを目標としている．各グループにはそれぞれチューターとして教員が配置され，学習を支援・促進している．学生は各授業終了後に，その日のチュートリアルを振り返って気付いたことや自分の弱み・短所，強みなどを記載し，eポートフォリオで提出し，チューターはそれに対するフィードバックを，eポートフォリオを通じて行い，それが授業の度に繰り返され，蓄積されるというものである（**図1**）．これを通じて，内発的動機付けが喚起され，自己主導型学習が促進されることを狙いとしている．

　eポートフォリオの利用に際しては，授業前にチューターを担当する教員に対し，チュートリアルの進め方を含めてeポートフォリオの使用の仕方について説明会を開催するとともに，学生に対しては，チュートリアル開始前の授業でeポートフォリオシステムの使用の仕方について説明を行った．

　具体的なMaharaの使用手順としては，以下のようなものである．

①初期設定として学生がフォルダとビューを作成する．

②学生がポートフォリオに掲載するファイルをフォルダに入れる.

③学生が各自のビューにフィードバックを投稿する.

④学生がチューターにビューを送信する.

⑤チューターは受信したビューのファイルを確認し,フィードバックを投稿する.

⑥チューターがビューをリリースする.

⑦②〜⑥を繰り返す.

学生側の作業は①〜④までであり,教員（チューター）側の作業は⑤⑥のみである.手順①については,チュートリアル開始前の授業でeポートフォリオの説明と合わせて実施した.手順②については,Maharaではフォルダ以外にもイメージやブログ,外部ビデオなど様々なコンテンツを追加することが可能であるが,2013年度は先述の通りWikiモジュールで「これまでできていたことができる」という前提で進めていたこと,Mahara導入初年度であるため,手順をできるだけ簡素化することを目的としてフォルダの使用に焦点化した.

Maharaにおいて「ビュー」とは,ウェブページのようなもので,「他人に見せて,自分の考えや意見を表明する側面を強調するため」[5]にそのような用語が使用されているとされるが,紙媒体のポートフォリオとの関係から言えば,ポートフォリオそのもの自体,あるいはポートフォリオのバインダーのようなものである.手順④にあるように,学生がビューを送信（提出）すると,そのビューは編集ができなくなるという特徴があり,評価やフィードバックを行っている最中に,コンテンツが加除されないという利点がある.すなわち,感覚としては紙媒体のポートフォリオと同じように運用でき,紙媒体のポートフォリオであれば,ポートフォリオの受け取り・補完・移動・返却に大きな手間が掛かることを考えれば,相当の省力化を図ることができる.他方で,ビューを誤って送信してしまったなどのeポートフォリオの特徴から派生する問題もあるため,提出前にビューをコピーさせる,問い合わせ窓口を明示するなどの対応は必要となる.

2013年度には,Mahara導入初年度とMoodleのupdate,認証方法の変更,メールシステムとの接合などを併行したため,使用に混乱が見られた.教員からの意見としては,「ビュー」などのMahara特有の用語の問題,Wikiモジュールを使用していた際にはなかったビューのリリース作業が追加されたため,リリース（返却）を忘れてしまうなどの意見が出された.ビューについてはビューの送信・リリースのやり取り以外にもビュー自体を共有するという方法もあり,この場合は教員が確認している間のコンテンツの編集を制限できないが,そのような利用方法を検討することも含め,いくつかの改善点が見出された.

また,学生のeポートフォリオの使用感については,優れている点として,「web上で自分が経験したことを残すことができると,かさばらず,かつすぐに探すことができ便利だと思う」や「自分の成果を見直せたり,チューターからのフィードバックがあるのはよいと思う」という意見がある一方で,改善すべき点として,「いまいち仕組みが理解でき

ていないので，もう少ししっかりと説明の授業を設けてほしいなと思った」や「不要な機能が多い．無駄に多機能である．説明が必要な機能で不要なものは取り除くほうがよい」などの声も聞かれた．

このようなことに加え，システムの変更により，チューターによるeポートフォリオの使用頻度やフィードバックの濃淡，ポートフォリオの提出および確認の有無など，今まで曖昧に運用されてきた部分が顕在化してきたことにより，対応が必要となる場面も確認された．

■ 3. e ポートフォリオを実践に近づける

森本は，eポートフォリオの「導入」フェーズと「普及」フェーズを区別した上で，eポートフォリオを導入した機関などからの声として，以下のような懸念される結末を指摘している[6]．

・集めてはみたけれど・・・・・・ためるだけ！
・コメント書きはしてみたけれど・・・・・・コメントするだけ！
・必要最小限のものだけが対象で，本当に意味があるのかが疑問
・教員も学生も消極的（受け身）で，そもそも動いてくれない

その上で，「eポートフォリオシステムは決して万能なマシンではなく，eポートフォリオを効率よく管理し，使いやすくするためのツールでしかない」としながら，その要因としてeポートフォリオに関する理解不足とトップダウンによる導入アプローチの限界の2つを指摘し，学生と教員が自らeポートフォリオを活用する仕組みを構築し，そのコミュニティ（学びの共同体）を育てるというボトムアップ・アプローチの重要性を提唱している．

この点については，首肯する部分も多いが，その背景にあるのは「教育理論」「システム・ICT」「実践・現場」という3者それぞれにそれなりの距離があるという点だろう．森本が「導入」と「普及」を区別したように，eポートフォリオの「導入」という点では，個人で対応できるのはシステムに詳しい一部の専門分野の教員に限られるだろうし，自前でシステムを組むにしても学生の個人情報管理などの観点から制約もあり，また学内のネットワーク環境や端末整備状況にも依存する．この点から，「導入」においてはある程度のトップダウンが求められるが「普及」という点では「実践」領域が求めるシステムになっている必要がある．

この点から，2013年度はMaharaをWikiモジュールで「これまでできていたことができる」という観点から運用してきたが，2014年度は具体的に「実践」領域においてどのような学習が進められており，どのようにeポートフォリオが関与すれば，負担の軽減や

利用が最適化されるかといった観点から e ポートフォリオの改善を行うこととした.

その1つの取り組みが,紙データの e ポートフォリオとしての利用である.実際の教育現場においては依然として「紙」は多用されており,事実「紙」や「手書き」の方が早かったり,便利だったりする場面が多く確認される.例えば,授業の出席管理を含むリアクション・ペーパーやグループワークの記録,オフライン環境での授業などが挙げられる.また,1年次生の授業などにおいては,いきなり e ポートフォリオで省察や同僚評価をするよりも,自己評価や同僚評価の時間や場面をしっかりと確保した上で,自己評価や同僚評価をその仕方から支援していく方が有効な場合も多い.

このようなことから手書き資料を e ポートフォリオでのコンテンツ化する方法について,1) Mahara のプラグインとして酪農学園大学が開発し,無償頒布される「飛ぶノート」を使用する方法[7],2) Moodle のブロックタイププラグインとして公開されている pdf2submission を使用する方法[8]を検討し,後者を導入した.利用方法については,それぞれ以下のページに詳述されている通りである.

1）飛ぶノート：http://tobu-note.ver2.co.jp/
2）pdf2submission：https://moodle.org/plugins/view/block_pdf2submission

具体的には,例えば pdf2submission の場合は,プラグインを導入すると,Moodle から QR コード付の受講者名が記載された手書き用フィールドのある pdf ファイルを生成することができるようになるので,教員は pdf ファイルを印刷し,各受講者に配布し,手書き用のシートとして使用する.受講者が使用後,回収し,手書きの内容を確認したりコメントを付したりした後で,スキャナを使用して,シートを1つの pdf ファイルにする.そして,その pdf ファイルを Moodle からアップロードすると,自動的に Moodle 上の「課題」の個々の受講者の部分へアップロードされ,受講者は各自のシートを確認できるようになるという仕組みである.Moodle と Mahara を連携している場合,個々の受講者の部分にアップロードされたシートは,容易に Mahara にエクスポートすることが可能である.

このように,Moodle や Mahara はオープンソースであるため,様々なプラグインが開発されており,必要に応じて,導入を検討できるという特徴がある.また,このほかにも Mahara におけるルーブリックプラグインが開発されている[9]など,今後の発展も期待される.

2014年度の現段階では,千葉大学医学部における pdf2submission を利用した e ポートフォリオの利用は試験運用の段階であるが,e ポートフォリオを普及・定着させていく上で,実践と応答し,学生や教員のニーズを継続的に捉え,ニーズをシステムに反映していく仕組みづくりが重要であると考えられる.

■ 4. 今後に向けて

既にポートフォリオ評価については，eポートフォリオを含めて，その有効性を主張する文献は非常に多い．しかし，eポートフォリオが実質的に機能するためには，いくつかの条件が満たされる必要があることも事実であるように思われる．以下では，千葉大学医学部の事例をもとに，eポートフォリオが実質的に機能するための課題を挙げる．

1）eポートフォリオ利用環境としての課題

まず，当然のことながら，eポートフォリオを使用できる環境か，という点である．eポートフォリオを推進しておきながら，ネットワーク環境が悪かったり，設備として端末などを十分に用意できないのであれば，eポートフォリオはうまく機能しない．

この点は，Clinical Clerkship においてeポートフォリオを利用しない1つの理由になっている．すなわち，附属病院内およびその付近に学生が使用できるネットワークや情報端末が十分に整備されていない状況では，eポートフォリオを学生が利用するのは困難であり，よってeポートフォリオの導入は慎重であるべきで，その点では情報環境の整備が優先されるべきであろう．2014年8月19日に電波環境協議会による「医療機関における携帯電話等の使用に関する指針—医療機関でのより安心・安全な無線通信機器の活用のために—」が公表されるなど新たな動きも見られるが，学生がどこで，どのタイミングで，またどのくらいの頻度で，どのようなコンテンツをeポートフォリオとして構築するか，無理のない設計が求められる．

2）eポートフォリオ利用体制としての課題

eポートフォリオに限らず，ポートフォリオ評価は，学生の省察という行為や，教員のフィードバックが重要な役割を果たすという点で，非常に手間の掛かる評価方法であるという点は，前提として共有されるべきである．

この点で，ポートフォリオ評価を実施する際には，学生を少人数に分割した上で，メンター制を導入することは必須であろう．また，メンター制を導入したならば，各メンターが十分に役割を果たせるように，FDなどを通じて，それぞれのメンターを支援していく体制も必要になってくる．

ポートフォリオ評価においては，ポートフォリオの内容を吟味しなければならず，また学生の振り返りなどが不十分な場合には適切な指導ができなくてはならず，学生の学習を促進するためにはその点を含めて有効なフィードバックがなされる必要がある．先述のeポートフォリオに対する学生の意見にも見られるように，教育評価全般を通じて，学生が求めているのは，答案の返却であったり，レポートへのコメントであったり，その双方向性であり，この点でポートフォリオはあくまでフィードバックの手段に過ぎないともいえ

Ⅲ-2　国内の動向と事例　｜　1 千葉大学医学部におけるeポートフォリオの運用と実際　　103

る．よって，そのような活動を各メンターができるだけの時間を確保するところから検討される必要があるだろう．

　また，とくに1年次生に顕著であるが，必ずしもすべての学生がICTをそつなく使いこなせるわけではなく，そういった技術的なサポートも必要である．このように，たとえ，ポートフォリオ評価が種々の学習理論から導き出された論理的に正当な方法であったとしても，もし体制が不十分なまま導入されるのであれば，学生・教員ともに大きな負担だけが掛かり，意味のある効果は得がたい．このため，実際に実施する上でその実行可能性（feasibility）は十分に検討される必要がある．

3）eポートフォリオシステム運用の課題

　eポートフォリオシステムの1つの特徴は，その科目横断性と継時的な縦断性であり，もし単純に課題に対してコメントを付けたりするだけならば，MoodleなどのLMSで十分に対応可能である．その点で科目横断性や継時的な縦断性をどのように学習に活かすかについては十分に設計・検討される必要があるが，その点でシステムの維持・管理の課題は大きい．

　医学教育において6年一貫ポートフォリオの重要性が主張されるものの，システムや設備の更新は避けられない部分があり，また情報化が進む中で年々学生が扱うファイルサイズも大きくなる傾向があり，学生に割り当てるディスク容量を拡張するにも単一の部局がそれを実施し，維持していくにも限界がある．

　また，海外に目を向ければ，卒後研修やその後の専門医取得を含めた統合的なeポートフォリオシステムの構築が進められており，単に卒前6年間といっただけでなく，その後にも利用できるような長期的かつ機関間を横断するeポートフォリオシステムの構築が期待される．

　以上のように，eポートフォリオの利用については依然として課題も多く，日本の医学教育での利用も端緒に就いたばかりである．今後，様々な事例が試行錯誤とともに蓄積されていく中で，より効率的かつ効果的なeポートフォリオが構築されていくことを期待したい．

■ 文　献

1　前田崇, 野口穂高. e-ポートフォリオ・システムの構築と卒業目標到達度の評価, 千葉大学医学部『文部科学省平成20年度＜質の高い大学教育推進プログラム＞学習成果基盤型教育による医学教育の実質化取組み成果報告書』, 2011, pp.210-218.

2　前田崇, 野口穂高, 田邊政裕. 千葉大学における6年一貫eポートフォリオの導入, 東京大学・東京医科歯科大学『平成23年度文部科学省先導的改革推進委託事業医学・歯

学教育の改善・充実に関する調査研究最終年度報告書』，2012，pp.153-158.

3 mahara web, https://mahara.org/about（2015 年 3 月 30 日最終閲覧）

4 佐々木健太, 大嶋良明.「紙資料の効率的仕分け機能を実装した Moodle と Mahara の連携」Mahara オープンフォーラム 2013 講演論文集，8-10．2013.

5 Kent, D., Hand, R., Bradbury, G. and Kent, M. *Mahara 1.2 ePortfolios*. Birmingham, U.K.: Packt Publishing. 2010, p.4（大澤真也, 中西大輔, 吉田光宏・訳．Mahara でつくる e ポートフォリオ入門．海文堂，東京，2012）

6 森本康彦．e ポートフォリオの普及，小川賀代・小村道昭編著，大学力を高める e ポートフォリオ，東京電機大学出版局，東京，2012.

7 遠藤大二．e ポートフォリオ活用促進のための提出物管理システム，小川賀代・小村道昭編著，大学力を高める e ポートフォリオ，東京電機大学出版局，東京，2012.

8 喜多敏博，根本淳子，上田公代，宇佐川毅．通常教室での授業で Moodle を使うための追加機能の開発―pdf2submission ブロックと barlogin 認証プラグイン．日本教育工学会第 27 回全国大会発表要旨集録，433-434. 2011.

9 宮崎誠．2014，「Mahara とルーブリックによる e ポートフォリオの効果的な活用を考える」第 5 回 Mahara オープンフォーラムスライド資料．2014.
（http://eport.f-leccs.jp/artefact/file/download.php?file=1130214&view=9085&download=1）（2015 年 3 月 30 日最終閲覧）

2

薬学部の場合

■ はじめに

　薬学に限らず，医療・福祉関係者などの専門職は，「分かった」，「理解した」，「知識がある」ではなく，「行動できる」，「表現できる」，「結果を出せる」といったことが重要であり，強く社会から求められるものである．教育の実践には，教育のアウトカムもそのことを意識しなければならない．そのためには，カリキュラムの作成と運用はもちろんのこと，その評価方法も重要となり，従来から実施されている筆記試験のみだけでは評価が困難であり，客観的臨床評価試験（Objective Structured Clinical Examination: OSCE），観察評価，ポートフォリオなど様々な評価媒体が必要になってくることが田邉政裕らにより報告されている[1]．

　さらに，鈴木敏恵らは，これらいくつかの評価方法の中で，ポートフォリオはこれまで学生などの学習者が行ってきた活動の成果や実施してきた内容の記録，あるいは実施してきた内容の実績歴であり，これらを記録することにより，対象者が一連の学習活動を実施してきた成果を未来に生かすために学生あるいは学習者が自ら一元化したものであると報告している[2]．この記録は単に学習の記録として綴じておくものではなく，学習活動の成果や収集した資料を一括して保存することにより，途中で自ら記録した内容を見直し，自己評価することで自己の成長を確認し，不足している個所を補うことができるとともに，指導者にとってもより客観的で経時的な評価が可能となる．

　一方，ポートフォリオは基本的には日々の学生あるいは学習者の活動記録であるため，時として膨大な量となることもある．しかしながら鈴木敏恵らは，自らの学習の内容を記録，収集しただけで終わりにすることなく，これらを元ポートフォリオとして，凝縮ポートフォリオを再構築することが重要であるとしている[2]．さらに再構築により学習者自らが，全体を見る習慣や様々な情報から必要な情報を取捨選択する能力が身に着くと報告されている[2]．しかし，冊子媒体でのポートフォリオは，その内容が多くなると必然的にその量が増え，もち運びが大変なこと，評価を受けているときには手元にないこと，情報を検索する際に時間を要すること，さらには紛失や破損などの危険性も有している．

　そこでこれらの欠点をカバーするために，オンラインでのポートフォリオ（eポートフォリオ）が開発された．eポートフォリオは作成，編集が容易であり，保管場所を取らない，冊子媒体のように劣化しないなどの利点があるだけでなく，インターネット環境があれば

学生，学習者，教員のいずれもが場所や時間を選ばずにどこからでもアクセスが可能となるなど，多くの利点があり，独自に開発している施設もある[3-6]．しかし，インターネットによるオンラインシステムではセキュリティやバックアップの問題，開発費だけでなく維持費もかかるなどの問題もあり，現状ではどこでも直ちに容易に導入できるものではないと考えられる．

薬学教育の中でもポートフォリオの必要性は言われているが，実際に報告されているのは実務実習，卒後教育，新人教育といった臨床教育である[7-9]．ポートフォリオは大学における薬学教育でも取り入れられているものの，その成果が報告されるまでには至っておらず，ポートフォリオの導入，普及に努めていく導入の段階であり，eポートフォリオの実践例の報告は少ないのが現状である．

薬学部の教育年限が2006年4月に，4年から6年へ移行し，5年生時には病院・薬局それぞれ11週間の長期実務実習（以下，実務実習）が実施されるようになった．大学では，実務実習施設との連携を密にすることはもちろんのこと，実務実習の進捗状況の把握，さらに，教員による実務実習先への定期的な訪問指導が実施されている．この長期にわたる実務実習において学生の学習記録は必要不可欠なものであるが，学習記録を紙媒体で実施した場合，学生，実務実習施設，教員間での情報の共有が難しく，とくに，教員は教員訪問時，もしくは実習が終了した時点でしか情報が確認できない．そのため，インターネットを利用した実務実習の管理および学生への指導を可能とするオンラインシステムがいくつか開発されており，多くの薬学部が実務実習の管理や学習指導に利用している．千葉大学薬学部，城西国際大学でも，個人情報管理やシステム保守体制が整備されている実務実習指導・管理システム（富士ゼロックスシステムサービス株式会社）を活用している．

■ 1. 実務実習におけるeポートフォリオ

千葉大学薬学部および城西国際大学で使用している実務実習指導・管理システム（富士ゼロックスシステムサービス株式会社）（**図1**）は，病院・薬局長期実務実習用での活用を目的に開発されたものであり，ID，パスワードの付与によりログインが管理され，実習施設の実務実習指導薬剤師（以下，指導薬剤師），日常的に学生の指導に当たる薬剤師，学生，施設担当教員ならびに学生の研究室教員がアクセスし，実務実習のスケジュール管理，実務実習中の学生の自己評価，指導薬剤師による学生の評価あるいは学習内容を示す日誌（以下，実習日誌）の入力・編集および閲覧が可能であることから実務実習の指導・管理に加えて，学生の学習記録といった観点からeポートフォリオの機能を有していると言える．

eポートフォリオには，一般的に学習経験，学習成果，自己の学習の振り返りが可能となるツールが必要になる．本実務実習指導・管理システムに搭載されている実務実習のス

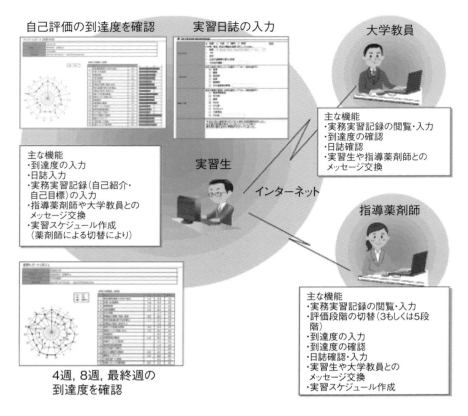

図 1　実務実習指導・管理システム活用イメージ

出典：実務実習指導・管理システムマニュアル 第2版（学生用）．富士ゼロックスシステムサービス株式会社；3, 2015.

ケジュール管理機能は，1日を5つの時間（以下，コマ）に分割し，各コマに「実務実習モデル・コアカリキュラム」で必須とされている学習方略（以下，LS）項目を振り分け1画面に週単位で表示される．さらに，スケジュールの各コマに振り分けられたLS項目には評価ボタンが配置されており，この評価ボタンから各LS項目に対応する到達目標（以下，SBOs）評価画面へ移動して学生の自己評価および指導薬剤師による学生の評価が入力可能となっている（**図2**）．これら機能を使用することで，学生は，日々の達成すべきアウトカムを確認したうえで，その達成度を自己評価し，学習経験と学習成果の記録・閲覧が可能となる．また，自己評価データを基に学習アウトカムの達成度を閲覧時点や実務実習4週目，8週目，11週目といった実務実習の定点で閲覧可能であり，その表現形式もレーダーチャート形式のレポートとすることも可能である（**図3**）．

　さらに，実習日誌には，学生が実習で学習した経験，成果，感想を毎日入力し，それに応じて指導薬剤師がフィードバックのコメントを入力するサイクルで運用している．学生は，これら自己評価と実習日誌から学習効果を振り返ることにより，自己の得手，不得手

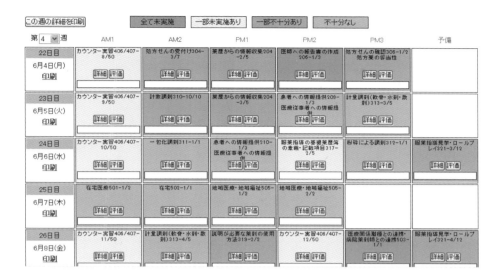

図2 実務実習指導・管理システム スケジュール画面

出典：実務実習指導・管理システム．富士ゼロックスシステムサービス株式会社；2015

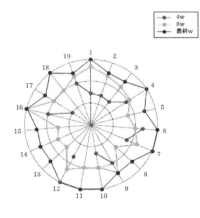

図3 4週目，8週目，11週目における学習アウトカムの達成度表示画面

出典：実務実習指導・管理システムマニュアル 第2版（学生用）．富士ゼロックスシステムサービス株式会社；36，2015．

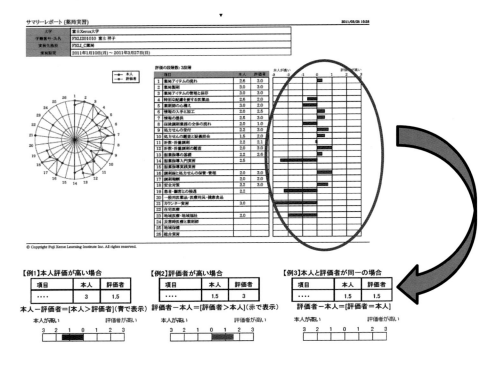

図4 学習項目に対する学生自己評価と指導薬剤師評価に関するレポート表示

出典：実務実習指導・管理システムマニュアル 第2版（教員用）．富士ゼロックスシステムサービス株式会社；26, 2015.

を認識しながら，学習アウトカムに向かって効率的に学習を進めていくことが可能となる．

　また，eポートフォリオの利点には，学生の習熟度が指導者にもリアルタイムで情報共有できることが挙げられる．本実務実習指導・管理システムでは，学生の自己評価を指導薬剤師にも閲覧可能とし，指導薬剤師からみた学生の評価と学生の自己評価との間の乖離度をレポート表示（**図4**）で確認できる仕様となっている．この学生と指導薬剤師の評価の乖離度に関する情報を指導薬剤師や教員が共有することにより学生への指導のポイントとして活用でき，学習効果を高める一助になりうると考えられる．

　本実務実習指導・管理システムにおいて，教員は日誌や学生および指導薬剤師の評価を閲覧することにより実習の進捗状況を把握し，指導薬剤師，学生，教員間での双方向のコミュニケーションツールであるメッセージ機能を活用して適宜，学生へのフィードバックや指導薬剤師への連絡などを行っている．また，eポートフォリオの問題点として挙げられるシステムの仕様や操作性に関して見ると，実務実習指導・管理システムは，インターネット環境が整っていれば，施設や自宅，大学からもアクセスが可能であり，活用者に対するアンケートでもWebへのアクセスも容易で，入力もしやすいとの評価を得ている[10-12]．このように実務実習指導・管理システムは，eポートフォリオとしての利用価値は高いと

110

考えられるが，学習する過程において作成される成果物のサーバー上での蓄積について，現在時点ではデータ容量に制限が設けられている．このデータ蓄積の制限をいかに増やしていくかが今後の課題であると考えられる．

■ 2. e ポートフォリオの活用例

実務実習の記録として毎日記載する実習日誌に関して，「実習項目」，「対象 SBOs」，「今日の目標」，「実習の内容」を項目立てて入力することにより振り返りが容易になる．また，実習終了後の記録では実務実習の内容のみならず，実務実習に関しての感想なども記載することにより振り返った際に，記憶がよみがえる工夫をしている．2 週ごとに実務実習の振り返りでは，実習日誌の休日分を利用して 2 週間ごとに実習のまとめと感想を入力するなどの運用をする場合もある（**図 5**）．本実務実習指導・管理システムは，未来日の入力が可能なことから，「今日の目標」は実習当日の朝まで，振り返りの「目標は」前回の振り返りの作成時に，成長したこと，改善すべき点，次回の目標の設定を入力して活用することが可能である．

どのような形式の e ポートフォリオでも共通であろうが，必要な資料をどのように保存するかは解決しなければならない課題である．基本的に写真かスキャナで取り込むことになるが，スキャナはパソコンやインターネットほどは普及していないため，どこでも取り込めるものではない．また，一旦ファイルとして取り込んでしまえば，PDF ファイルであっても複製が可能なことから，著作権の問題も出てくる可能性があり，対象となる学生に対して，そのようなことも含めて教育する必要がある．

冊子体のポートフォリオと e ポートフォリオのいずれも利点，欠点が存在するものの，入力や保管，学生や学習者の見直しや教員のアクセスの簡便さ，さらにはインターネット環境の整備やスマートフォン，タブレット端末の普及により，今後は e ポートフォリオが導入されていくと考えられる．

実務実習・指導管理システム

2014年03月13日(木)の日誌	
実習生名	○○ ○○
出欠状況	出席
人的資源	薬剤師、
物的資源	医療用医薬品,処方箋,薬歴,カルテ
日誌	【実習項目名】 計数・計量調剤、院内で調製する製剤 【対象SBOs】 H104、H107-16,17、H108、H109、H501 【今日の目標】 血液製剤の基礎を理解する。 【実習の内容】 　午前中は計数調剤と一包化を行った後に、TPNの手順や歴史、調製設備について学んだ。配合変化はどのようにして起き、どのようにしたら配合変化を回避できる‥‥‥‥ 　午後は血液製剤について学んだ。手術の前半はヘモグロビンが下がるので赤血球や血漿を輸血し、後半は止血のために血小板を輸血すること、赤血球に輸血後‥‥‥‥
指導薬剤師名	○○ ○○
薬剤師コメント	TPNの調製は比較的興味がわいて取り組みやすいものですが、調製に使用する設備までは興味が持てないのは当然です。無菌的な注射剤の調製は、クリーンな‥‥‥‥
指導薬剤師名	○○ ○○
薬剤師コメント	輸血業務に関しては検査科が担当している医療施設がほとんどで、薬剤部がタッチしている施設は限られていると思います。しかし、もともとは輸血も血液製剤に分‥‥‥‥

毎日の日誌

実務実習・指導管理システム

2014年03月16日(日)の日誌	
実習生名	○○ ○○
出欠状況	
人的資源	
物的資源	
日誌	【実務実習の振り返り】 期間　平成26年3月3日～3月14日 ［この期間の目標と達成状況］ 大学独自課題の「チーム医療」についての調査項目に必要な情報を得ることも意識しながらNSTに参加する、麻薬・毒薬・向精神薬について理解を深め‥‥‥‥ ［この期間の実習内容のまとめ］ 　計数・計量調剤、血液製剤、検査値、抗癌剤調製までの流れ、消毒薬の希釈、医薬品の採用と中止、麻薬・毒薬・麻薬に準じた取り扱いをする向精神薬‥‥‥‥ ［この期間で自分自身が最も成長したと思うこと］ 血液製剤や検査値について理解を深めることができた。また、エピペン・成長ホルモン・インスリン製剤の使い方を学び説明できるようになった。特にイン‥‥‥‥ ［改善すべきと考えていること］ やるべきこと、学びたいことがたくさんあって、どれも中途半端になってしまっている。実習も折り返し地点を迎えたので、課題も含め優先順位をつけて一つ‥‥‥‥ 【実習施設担当教員コメント】 平成26年3月17日　○○ ○○ 　病院では薬剤師も院内のチームに参加して活躍しています。○○病院では特にNSTに実習生も積極的に参加させていただいていますね。医師、看護師‥‥‥‥
指導薬剤師名	○○ ○○
薬剤師コメント	いよいよ患者さんへの服薬指導についての実習がはじまりました。自己注射の理解を深めることも含め、、学習の機会を設けますので、積極的に実習し‥‥‥‥

2週間ごとの振り返り

図5　実務実習指導・管理システムの日誌機能の具体的活用例

■ 文　献

1　田邉政裕・編著．アウトカム基盤型教育の理論と実践，篠原出版新社，東京，2013.

2　鈴木敏恵．ポートフォリオ評価とコーチング手法，臨床研修・臨床実習の成功戦略！
　　医学書院，東京，2006.

3　青木幸子，二川正浩，渡部晃正，走井洋一，相良麻里，中島絹子．ICT を活用した教員
　　養成教育に関する研究－教職 e ポートフォリオに関する第一次調査の結果より－，東京
　　家政大学博物館紀要 2013；18：39-55.

4　植野真臣，宇都雅輝．他者からの学びを誘発する e ポートフォリオ，日本教育工業会論
　　文誌 2011；35：169-182.

5　柳綾香，小川賀代．e ポートフォリオの蓄積文書を活用したキャリア支援システムの開発，
　　日本教育工業会論文誌 2011；35：237-245.

6　森本康彦，喜久川功，宮寺庸造．e ポートフォリオ活用のための蓄積文法と支援システ
　　ムの開発，日本教育工業会論文誌 2011；35：227-236.

7　中村仁．薬剤師職能・薬学 6 年制を欧米から学ぶ．米国 Pharm D 教育における学生組
　　織の活動とポートフォリオ評価の役割，医薬ジャーナル 2009；45：71-75.

8　岡崎宏実，相良英憲，名和秀起，北村佳久，千堂年昭，五味田裕．薬学教育 6 年制にお
　　ける長期実務実習に向けた取り組み（第 3 報）－病棟業務実習へのポートフォリオ評価
　　導入－，医療薬学 2007；33：591-600.

9　安高勇気，中島章雄，芝口浩智，鷲山厚司，二神幸次郎．病院実務実習におけるポートフォ
　　リオの評価，医療薬学 2014；40：154-159.

10　木津純子．特集「参加型」実務実習はどう実践されたか，大学の対応と今後に向けて
　　慶應義塾大学の実務実習への取り組み－ Web システムを活用した実務実習支援，月刊
　　薬事 2011；53：65-68.

11　櫻田大也，小林典子，寺島朝子，木津純子，佐藤信範．実務実習指導・管理システムの
　　構築とパイロットスタディ．医薬品相互作用研究 2008；32：21-26.

12　櫻田大也，小嶋文良，長谷川哲也，佐藤信範．実務実習指導・管理システムの活用と評価，
　　医薬品相互作用研究 2012；36：21-27.

3

千葉大学専門職連携教育（IPE）における e-learning と e-portfolio の利用

■ 1. はじめに

　千葉大学の医学部・薬学部・看護学部が協働して実施している専門職連携教育プログラム（亥鼻 IPE）における e-learning と e-portfolio について，その利用の状況と課題について述べる．

　亥鼻 IPE は，2007 年に 1 年次のプログラムを開始，年次進行で各学年のプログラムを開発し，2010 年に 4 年間のプログラムを完成させ，現在まで実施している．プログラムの概要を**表 1** に示す．亥鼻 IPE の学習方法は，講義をできるだけ少なくしたグループワーク主体のアクティブ・ラーニング，振り返り（リフレクション）を重要視した自己主導型学習の促進，患者，地域や専門職者を巻き込む実践志向をその特徴としている．

　2007 年のプログラム開始時から専用ファイルを各自に配布し，紙ベースのポートフォリオの作成を 4 年間の積み重ね学習の支援ツールとして採用した．プログラムの開発と並行して IT による学習支援システムの開発も進行し，2009 年より Moodle を利用した e-learning システム（以下，Moodle）による配布物のダウンロード，リフレクションシートやレポートなどの提出物のアップロードを行うことが可能になった．さらに医学部生では 2011 年，薬学部，看護学部生については 2012 年から Mahara を利用した e-portfolio システム (以下，i-Folio) の運用が始まり，Moodle 上にアップロードした提出物を各自の i-Folio に転送し蓄積できるようになった．Moodle と i-Folio の開発と実施の経緯については Ⅲ-2-1，p.97-105 に詳しく解説されている．

■ 2. IPE プログラムにおける e-learning 利用の実際

　亥鼻 IPE では 1 年次から 4 年次までの各学年のプログラムで Moodle と i-Folio を利用している．1 年次学生を対象とする Step1 と 2 年次学生を対象とする Step2 は週 1 回各 2 〜 3 コマのプログラムであるのに対し，3 年次学生を対象とする Step3 は 2 日間，4 年次学生を対象とする Step4 は 3 日間の集中プログラムである．ここではスケジュールの異なる

表1 亥鼻 IPE プログラムの概要

テーマ	対象学年と回数	学習目標と内容
Step1「共有」	1年次 全8回	目標：専門職としての態度の基礎を形成し、患者・サービス利用者および他学部の学生とコミュニケーションできる能力 内容：講義 医師・薬剤師・看護師の役割機能と教育課程 演習 コミュニケーションワークショップ 演習 医療の歴史 講義 患者会メンバーから当事者体験を学ぶ 実習 入院患者との対話（ふれあい体験） グループワークと学習成果発表会
Step2「創造」	2年次 全7回	目標：チームメンバーそれぞれの職種の役割・機能を把握し、効果的なチーム・ビルディングができる能力 内容：講義 専門職連携とチーム、医療現場における専門職連携の実際 実習 病院と地域での医療，ケアの IPW の見学，専門職者へのインタビュー グループワークと学習成果発表会
Step3「解決」	3年次 全2日	目標：患者・サービス利用者、医療専門職間の対立を理解し、問題解決ができる能力 内容：講義 対立を理解する、チーム内のコミュニケーション方法 演習 対立を分析して伝える（映像教材） 演習 対立の解決を目指して（ペーパー教材） グループワークと学習成果発表会
Step4「統合」	4年次 全3日	目標：患者・サービス利用者を全人的に評価し、患者・サービス利用者中心の専門職連携によって診療・ケア計画の立案ができる能力 内容：講義 退院計画について、カンファレンスとコンサルテーション 演習 模擬入院患者との面接、全人的評価、問題抽出、退院計画作成 演習 実際の専門職者へのコンサルテーション、退院計画作成 演習 模擬患者への退院計画説明 グループワークと学習成果発表会

プログラムとして Step2 と Step4 における Moodle と i-Folio の利用状況について説明する．

　Step2 プログラムの目的は，保健，医療，福祉現場での見学実習やグループワークを通して，「チームメンバーそれぞれの職種の役割・機能を把握し，効果的なチーム・ビルディングができる能力」を学修することである．対象人数は3学部合わせて約300名，プログラム内容の概略は，3-4名の学部混成グループでそれぞれ2カ所の医療，保健，福祉の現場を見学実習（フィールド見学実習）し，その後グループでのディスカッション・セッションを行い，これからの専門職連携について考察し，さらに自らのグループのチーム・ビルディングの過程を振り返って学習するものである．

　Step2 のプログラムの内容と Moodle と i-Folio 利用のスケジュールを**表2**に示す．まず Moodle 管理者が「Step2」コースを作成し，コースに学生（学生権限）と教員（教員権限）全員を登録する．教員は授業開始1〜2週間前に Moodle の「ファイルのアップロード」機能を利用して必要な資料をアップロードする．また，事前アンケートと前学年で行った

表2　Step2 における Moodle と i-Folio の利用状況

授業日程	内容	教員側が準備する資料（学生が授業日の前日までに参照したりダウンロードする）	学生による入力が必要なもの（次回の授業日の前日 17:00 まで）	学生によるアップロードおよび iFolio へのエクスポートが必要なもの（次回の授業日の前日 17:00 まで）
事前		学習の進め方（オリエンテーション資料） グループ分け表 使用教室と座席表 実習施設リスト 実習施設注意事項 第1回の授業資料 ワークシート用紙（個人・グループ） 授業の記録・リフレクション用紙	事前アンケート（小テスト） Step1 復習テスト（小テスト）	
第1回	オリエンテーション：Step2 について 講義：専門職連携とチーム（チーム評価とチーム・ビルディング） グループワーク：フィールド見学実習の準備	第2回の授業資料	自己評価（小テスト）	授業の記録 / リフレクション（課題提出）
第2回	講義：医療現場における専門職連携の実際 オリエンテーション：フィールド見学実習の注意事項 グループワーク：フィールド見学実習の準備		自己評価（小テスト）	授業の記録 / リフレクション（課題提出）
第3回	フィールド見学実習①		自己評価（小テスト）	授業の記録 / リフレクション（課題提出）
第4回	フィールド見学実習②		自己評価（小テスト）	授業の記録 / リフレクション（課題提出）
第5回	グループワーク：フィールド見学実習振り返り		自己評価（小テスト）	授業の記録 / リフレクション（課題提出）
第6回	グループワーク：学習成果発表会準備（スライド・プレゼンテーション作成、発表練習）	実習振り返りワークシート PDF*	自己評価（小テスト）	授業の記録 / リフレクション（課題提出） 発表プレゼンテーション（課題提出）
第7回	学習成果発表会	i-Folio のビューの提出方法について	自己評価（小テスト） グループ評価（フィードバック） 事後アンケート（小テスト）	最終レポート（課題提出） i-Folio のビューの提出
		*紙ベースで提出されたグループワークシートをグループメンバーで共有できるように PDF 化し Moodle に掲載	注：()内は Moodle の活動形式	注：()内は Moodle の活動形式

Step1 に関する復習テストを Moodle の「小テスト」機能を利用して作成する．学生には，①資料の確認と必要な資料をダウンロード，あるいはプリントアウトして用意することと，②事前アンケートと復習テストを授業開始までに行っておくことを Moodle の「ニュースフォーラム」機能を利用して個別のメールアドレスに送信し，周知する．学生のログインの有無は，管理者がログを参照することで確認できる．事前アンケート，復習テストを実施したかどうかは，教員権限をもつ教員が容易に確認することができる．

　教員は毎回の授業ごとの「セクション」を作成し，その中に「小テスト」機能を利用して「自己評価」入力窓口，「課題提出」機能を利用して「授業の内容／リフレクション」提出窓口を作成する．学生は毎回の授業後，「自己評価」の入力を行い，あらかじめダウンロードしておいた「授業の内容／リフレクション用紙」に授業の内容とリフレクションを記入し，翌週の授業の前日 17:00 までにアップロードする．アップロードする際に，i-Folio にエクスポートする操作を行うことができ，同じファイルが各自の i-Folio に蓄積されるようになっている．

　グループワーク中に手書きで記入して作成するグループワーク・シート（グループごとに 1 部作成）については，授業直後に教員が回収し PDF 化して Moodle にアップロードする．これは，グループのメンバー内で次回以降の授業に備えてグループワークシートの内容を共有できるようにするためである．最終的に i-Folio の IPE 関連の資料や提出物をまとめたものを「ビューを送信」する機能で教員へ送信する．

　Step4 プログラムの目的は，Step1 から 3 まで積み上げてきた IPE に関する学びと各学部における専門分野の学びを統合し，チームで退院計画作成に取り組むことで「患者・サービス利用者を全人的に評価し，患者・サービス利用者中心の専門職連携によって診療・ケア計画の立案ができる能力」を修得することである．対象人数は 3 学部合わせて約 260 名，プログラム内容の概略は，7-8 名の学部混成グループのメンバーが交代で模擬患者と面接，専門職コンサルテーションを行って退院計画を作成し，さらに模擬患者への説明を行うものである．学生の人数の関係から全員を 2 班に分けて同じプログラムを 2 回実施している．

　Step4 のプログラムの内容と Moodle と i-Folio 利用のスケジュールを**表 3** に示す．授業開始までの工程は Step2 と同様である．授業開始後の学生の提出物は授業当日の 24 時までとなっており，学生にとっては忙しいスケジュールである．Step2 と同様に i-Folio への提出物のエクスポートが可能であり，最終的に i-Folio の IPE 関連の資料や提出物をまとめたものを「ビューを送信」する機能で教員へ送信する．

■ 3. Moodle と i-Folio 利用における利点と課題

　Moodle と i-Folio が導入される以前は，学生はポートフォリオ用に配布されたファイルを使用し，4 年間分の配布物や資料，成果物を紙媒体で蓄積していた．i-Folio では，Moo-

表 3　Step4 における Moodle と i-Folio の利用状況

授業日程	内容	教員側が準備する資料（学生が授業日の前日までに参照したりダウンロードする）	学生による入力が必要なもの（次回の授業日の前日 24:00 まで）	学生によるアップロードおよび iFolio へのエクスポートが必要なもの（次回の授業日の前日 24:00 まで）
事前		学習の進め方（オリエンテーション資料） グループ分け表 使用教室と座席表 各症例の診療録（資料） 模擬患者との面接スケジュール コンサルテーションスケジュール 第 1 日目の授業資料 ワークシート用紙 (個人・グループ) 授業の記録・リフレクション用紙	事前アンケート（小テスト） Step1 復習テスト（小テスト）	
第 1 回	プレテスト：予習状況の確認 オリエンテーション：Step4 について 講義：退院計画についてカンファレンスとコンサルテーション グループワーク：模擬患者面接の計画 演習①：模擬患者面接（初回） グループワーク：アセスメント，課題の明確化 演習②：模擬患者面接（再面接とフィードバック） グループワーク：退院計画作成と専門職とのコンサルテーション計画		自己評価（小テスト） グループ評価（フィードバック）	授業の記録 / リフレクション（課題提出） 個人ワークシート（課題提出）
第 2 回	演習③：各専門職とのコンサルテーション グループワーク：退院計画決定と模擬患者説明の準備，発表準備	学習成果発表会の評価基準	自己評価（小テスト） グループ評価（フィードバック）	授業の記録 / リフレクション（課題提出） 退院計画グループワークシート*（課題提出）
第 3 回	演習④：模擬患者への退院計画説明 グループワーク：発表準備 学習成果発表会	退院計画ワークシートPDF* i-Folio のビューの提出方法について	自己評価（小テスト） グループ評価（フィードバック） 事後アンケート（小テスト） （締切は 2 週後17:00）	授業の記録 / リフレクション（課題提出） 最終レポート（課題提出） i-Folio のビューの提出 （締切は 2 週後17:00）
		*提出された退院計画グループワークシートをグループメンバーで共有できるようにPDF 化し Moodle に掲載	注：() 内は Moodleの活動形式	注：() 内は Moodleの活動形式

dle からダウンロードした資料と Moodle に提出し i-Folio にエクスポートした提出物を蓄積することによりほぼ同様の内容のポートフォリオを作成することができるようになっている.

ここでは現在まで IPE で利用してきた利点と課題について述べる.

1) 配布資料の減量

Moodle から学生自身が資料をダウンロードできるため資料の印刷・配布が大幅に減量できた. しかし事前準備不足の学生では, 授業の目的や方法を認識していないばかりではなく, 当日使用するワークシートなども用意していないため, 学習に影響が出る可能性がある. また資料を i-Folio に蓄積した場合でも, 電子媒体で資料を閲覧するための通信環境が教室によっては不十分であることが問題である.

2) 学習成果の確認とフィードバック

Moodle で毎回の授業後に「学習の内容／リフレクションシート」が提出され, 教員は学習成果をリアルタイムで確認できる. さらに「フィードバック」機能を利用して直接学生にフィードバックを送信し, プログラムの途中で学習の方向性を修正したり, ファシリテーションを行うことができることは大きな利点である.

また, 教員が, 所属が異なる学部の学生の提出物を閲覧して学習成果を確認し, 3 学部の教員間で課題を共有できることも利点の 1 つである.

3) ポートフォリオの取り扱い易さ

学習の過程や成果を評価するためにポートフォリオを教員が評価する必要がある. 紙媒体のポートフォリオでは各 Step の終了時に提出されたファイルを教員が確認し, 学習の過程と成果の評価を行った後, 学生に返却する作業が必要であり, 提出および返却の労力や保管場所が必要であったこと, また返却されたファイルを翌年までの間に紛失してしまう学生がいるなどの問題があったが, i-Folio では学生がビューを教員に送信させることでその問題は解決された.

4) ポートフォリオを利用したリフレクション

IPE におけるポートフォリオの意義は学生が知識を整理し, 学習成果や態度をリフレクションすることである. 紙媒体では配布資料とともに提出物が綴じ込まれた俯瞰的なポートフォリオが作成されるのに対し, i-Folio では Moodle に提出され, その後 i-Folio にエクスポートされた提出物のみが蓄積されている現状であり, リフレクションに十分に活用されているとは言い難い. 今後は学生に i-Folio の目的や意義を認識させる働きかけをすると共に通信環境を整備して行くことが重要である.

5) 学生の IT リテラシー

1年次の学生の中には IT リテラシーが十分でない学生もおり，Moodle や i-Folio を利用した課題に最初は十分に対応できないことも起こっている．今後の学習には IT リテラシーが不可欠であり，IPE プログラムでこれらを頻繁に利用せざるを得ない状況におかれることにより入学早期からの IT リテラシーのトレーニングとしての効果も期待できる．

4

昭和大学のチーム医療教育とeポートフォリオの活用

■ 1. まえがき

　「学士課程教育の構築に向けて（答申）」（平成20年12月，中央教育審議会）では，学生が自ら学修成果の達成状況を整理・点検するとともに，大学がこれを活用し，多面的に評価する仕組みとしての「学習ポートフォリオ」の導入と活用が提言されている．

　チーム医療に参加できる医療人になるために必須な基本的な能力であるコミュニケーション能力，情報リテラシー能力，生涯学習能力，自己評価能力を涵養するためには，教養課程から専門課程に至るまで一貫した教育が必要である．本学の1年次の学部連携教育では，全学部生が富士吉田キャンパス（山梨県）に寄宿（全寮制）し，個々の学生の習熟度や特性に応じた教育を行うことを心掛けている．しかし2年次から学生は学部ごとに3つのキャンパス（旗の台，洗足（東京），長津田（横浜））に所属し，それぞれの学部教員が指導を行う．1年次の学生の学業成績などは，ポータルサイトで各学部の指導担任が閲覧することができるが，実習態度，生活態度，クラブ活動の様子など富士吉田教育部で把握している情報をほとんどの学部教員は共有することはできず，指導に生かせなかった[1, 2, 3]．2年次以降も歯学教育とチーム医療教育を有機的に関連づけ，6年一貫の教育を行うためには，複数の学部，講座の教員が連携する必要があるが，紙媒体のポートフォリオを共有して学生の指導に活かすことは現実的には難しかった．

　そこで6年一貫教育を実践するために，紙媒体で行っていたポートフォリオによる指導を電子化し，eポートフォリオサイトとeポートフォリオ閲覧サイトで構成されるeポートフォリオシステムの構築を行った．ここではeポートフォリオシステムを紹介するとともに，同システムをチーム医療教育へどのように活用しているかを紹介する．

■ 2. 教育改善内容と方法

1) 6年一貫のチーム医療教育と専門教育

　1年次には全寮生活を基盤として，4学部で連携した初年次体験実習および学部連携PBL

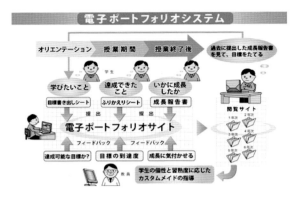

図 1　e ポートフォリオシステムの概要

チュートリアルを医歯薬の 3, 4 年次にも学部連携 PBL を実施し，5 年次には学部連携病棟実習を行っている．6 年一貫教育の中で，学生の習熟度に合わせたきめ細やかな指導を行うには，学生と教員の間の「情報交換」や学生の「振り返り」，教員からの「フィードバック」を促すことが重要で，この目的のために紙媒体のポートフォリオを利用してきた．しかし，紙媒体のポートフォリオは異なる講座の教員間で共有することが難しいために，6 年間一貫した指導を講座や学部を超えて行う場合には十分な効果が得られなかった．そこで，本学では 2008 年から e ポートフォリオサイトの試験運用，2010 年から e ポートフォリオシステムの運用を開始した．

2) e ポートフォリオシステム概要

　過去に提出したポートフォリオを「閲覧サイト」で，学生と教員はいつでもどこでも閲覧することができる．学生は前回到達できなかった点を今回の目標として「目標書き出しシート」に記入し提出する．教員は学生の目標の妥当性を評価し，フィードバックする．また授業終了後，学生は授業を振り返り，達成できたこととできなかったことを「振り返りシート」に書き，自分がこの授業を通じていかに成長したか，そして今後どのように活かすかを「成長報告書」に書く．教員は学生が気付いていない成長に気付かせ，達成できなかったことをできるようにするために，どのようにすればよいかを指導する（**図 1**）．

1．オリエンテーション授業

　「なぜポートフォリオを使うのか」を理解させるために，入学時（富士吉田教育部）および 2 年生（旗の台および横浜キャンパス）に対して，オリエンテーション授業を実施している．卒業まで一貫したチーム医療教育の概要を説明し（**図 2**），卒業までのロードマップ（**図 3**）を示して説明し，現時点での医療人としての将来像を考えさせる．また，ポートフォリオ

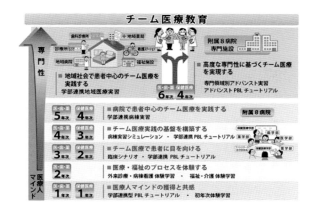

図2　入学から卒業まで一貫したチーム医療教育

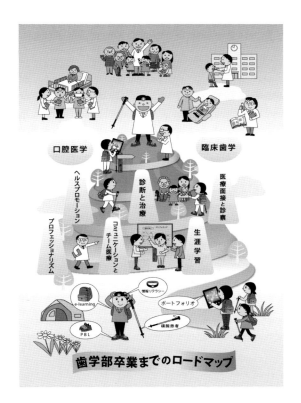

図3　入学から卒業までのロードマップ

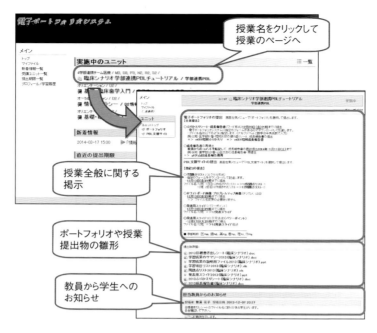

図4　eポートフォリオのトップ画面（学生）

を羅針盤のように活用し，入学からの自分を振り返り，できるようになったことと，苦手なことを把握しながら，将来の目標に向かう際にどのようにポートフォリオを活用するかを説明する．

　eポートフォリオの使い方については，入学時および各学年のオリエンテーションで学生に説明する．eポートフォリオシステムには授業（ユニット）ごとにページ群が用意されている．実施中のユニットの名前をクリックすると個別の授業のトップページが表示される．eポートフォリオシステムには授業（ユニット）ごとにページ群が用意されている．学生でログインし，メイントップページなどにある実施中のユニットの名前をクリックすると個別の授業のトップページ（ユニットトップページ）が表示される（**図4**）．

2．過去のポートフォリオの閲覧

　eポートフォリオシステムでは他の授業で提出したポートフォリオや提出物，またこれらに対するコメントなどの学習履歴を確認できる．左側のメインメニューから「プロフィール／学習履歴」を選択し，「ポートフォリオ一覧」タブをクリックすると，それまでに受講しているユニットやその提出物が新しいものから順に一覧表示される．また，右端の提出物カラムには授業ごとのポートフォリオや提出物が列挙され，その内容やフィードバックなどが確認できる（**図5**）．

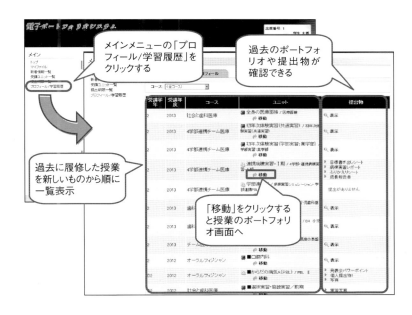

図5　学習履歴の閲覧（学生）

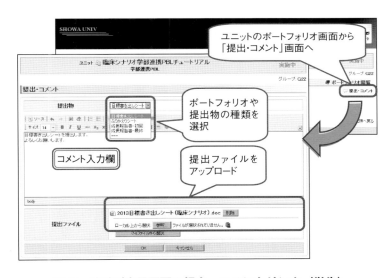

図6　時系列表示画面の提出・コメントリンク（学生）

3. 授業実施中のeポートフォリオの活用（学生）

　ポートフォリオや提出物を提出する際には，ポートフォリオの時系列表示画面に移る．他の学生の提出物や他の学生への教員コメントを閲覧することはできないが，担当教員は閲覧できるようになっている（**図6**）．ポートフォリオの時系列画面を**図7**に示す．

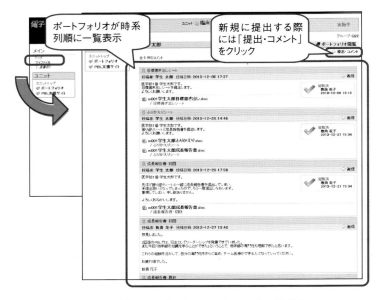

図7 授業別のポートフォリオ一覧（学生）

4. 教員のフィードバック

　教員がログインすると，学生が提出した提出物は新着情報として表示され，担当している授業の学生別のポートフォリオ一覧に提出コメントと共に表示される．

　教員が学生の提出物やコメントに対してフィードバックや返信を入力する際には，提出コメントの右上にある「返信」ボタンをクリックする（**図8**）．

3) e ポートフォリオシステムの利用状況

　2013年度の本電子ポートシステムは，医学，歯学，薬学，保健医療学部連携教育や各学部教育で約90の教科で活用されており，登録学生は全学で延べ6,514名，教員が806名であった．

4) 教育実践とその効果
1. ポートフォリオ記載内容の経年的変化

　チーム医療教育におけるポートフォリオにおける記載を同一学生について，経年的に比較した．コミュニケーション，グループワーク，自己主導型学習のカテゴリーに分けて，経年的な変化を検討した．すべてのカテゴリーで，1年次と比較して3年次では意識の深まりがみられた（**表1**）．

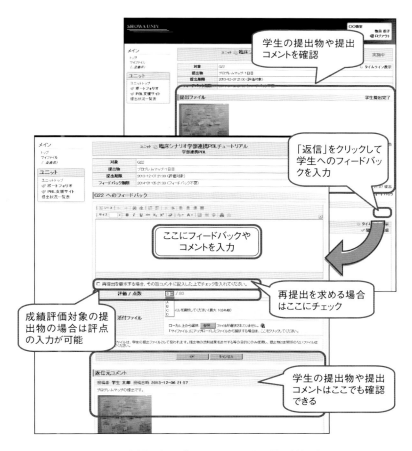

図 8　授業別のポートフォリオ一覧（教員）

2. 目標設定能力・自己評価能力・将来像を見据える能力の改善効果

　無作為に抽出した 20 名の学生の目標設定能力，自己評価能力，将来像を見据える能力を 1 ～ 4 年次に提出したポートフォリオ（目標書き出しシート，振り返りシート，成長報告書）において 2 名の教員が評価した．評価が異なる場合は協議をして，最終的な評価は筆頭著者が行った．目標設定能力，自己評価能力，将来像を見つめる能力の評価基準を**表 2** に評価結果を**表 3** に示す．

　目標設定能力の評価（平均点）は 1 年次 2.0，2 年次 2.3，3 年次 2.6，4 年次 2.7 と学年が上がるにつれて上昇し，4 年次では 70％ の学生がレベル 3 に到達していた．レベル 3 の学生は，目標が具体的で，どのように達成するか考えて目標を立てていた．自己評価能力に関しても同様で，75％ の学生が 4 年次にはレベル 3 に到達しており，何についてどのように実施できたか，あるいはどの程度理解できたかが明確になっており，今後の具体的な目標へとつながっていた．将来像を見つめる能力も同様であった [5]．

表 1　同一学生のポートフォリオへの記載の経年的な変化の例

	コミュニケーション	グループワーク	自己主導型学習
1 年生	自分の中で意見を整理してから発言することを心がけていきたい.	自分で調べて知識を取り入れていく楽しさや, 他人の意見を聞きながら疑問を解決していくおもしろさに気付いた.	関連項目の知識を盛り込み, 簡潔に分かりやすく, 読みやすいサマリーを作るべきだと思った.
3 年生	ただ議論をするだけではなく, お互いの立場や専門を考慮したコミュニケーションをとりたい.	それぞれの知識が深まり, 議論していても様々な視点があることを知り, 新しい発見が多く, 楽しくできた.	自分の学部の専門領域から患者に適した治療やケアを提案することが大切であることを痛感した.

表 2　ポートフォリオの評価基準

	レベル	A. 目標設定能力
	1	具体性がない
	2	具体性はあるが, 達成度を考慮していない
	3	具体性があり, 達成度も考慮している
		B. 自己評価能力
	1	目標が到達できたか書かれていない
	2	目標の一部のみ到達できたか書いてある
	3	目標が到達できたか明確になっている
		C. 将来像を見つめる能力
	1	将来について触れていない
	2	将来像はある程度あるが, 現在との関連づけができていない
	3	将来像が明確で, 現在との関連づけができている

3. e ポートフォリオ導入による効果のまとめ

e ポートフォリオによる教育効果をまとめると以下の通りである [5].

①適正な到達目標の設定と達成感の獲得：とくに 6 年一貫教育では, 前の学年の e ポートフォリオを参照して, 到達度を考慮した目標設定ができるようになり, 達成感がもてるようになった.

②自己評価能力の向上：上級学年になるにつれて, 到達目標の達成度を自己評価できるようになった.

表3　1〜4年次のポートフォリオ評価結果

学年	D1			D2			D3			D4		
学生	S	R	F	S	R	F	S	R	F	S	R	F
A	2	2	2	2	1	2	2	2	2	2	2	2
B	1	2	2	1	2	2	1	2	3	2	3	3
C	1	2	2	1	2	2	1	2	2	2	2	2
D	1	2	2	2	2	3	2	3	3	3	3	3
E	2	2	2	2	2	2	3	2	3	3	3	3
F	2	3	3	3	3	3	3	3	3	3	3	3
J	2	3	3	3	3	3	3	3	3	3	3	3
H	2	3	2	2	3	2	3	3	2	3	3	3
I	2	3	2	2	3	3	3	3	3	3	3	3
J	2	2	2	2	2	2	2	2	2	2	2	2
K	2	2	2	2	2	2	3	2	2	3	3	3
L	2	2	3	2	2	3	3	3	3	3	3	3
M	2	2	2	3	2	2	3	2	2	3	2	2
N	2	2	3	2	3	3	3	3	3	3	3	3
O	3	2	2	3	3	3	3	3	3	3	3	3
P	2	3	3	2	3	3	2	3	3	2	3	3
Q	3	3	3	3	3	3	3	3	3	3	3	3
R	2	3	3	3	3	3	3	3	3	3	3	3
S	3	3	3	3	3	3	3	3	3	3	3	3
T	2	2	2	2	2	2	2	2	2	2	2	2
Ave	2	2.4	2.4	2.3	2.5	2.6	2.6	2.6	2.7	2.7	2.8	2.8
Ave	2.3			2.4			2.6			2.8		

S：目標設定能力，R：自己評価能力，F：将来像を見つめる能力

③医療人としての将来の展望：将来の医療人としての自分の姿を常に考えることによって，現在の学習の位置づけができるようになった.

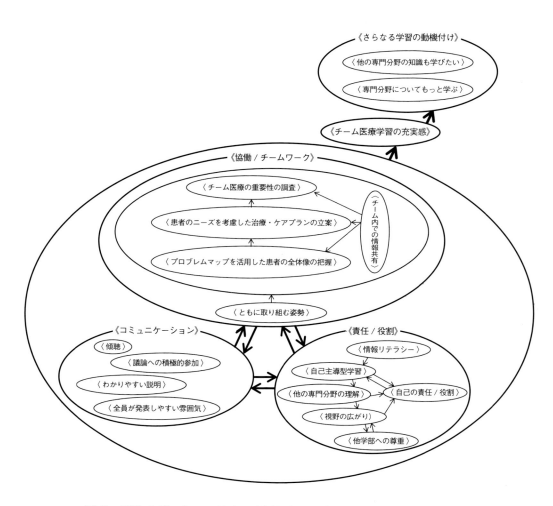

図9 学生のポートフォリオの分析からみた学習成果（文献6より引用）

5) ポートフォリオの質的分析結果

　医学部（120名），歯学部（114名），薬学部（193名）の3年次学生と保健医療学部看護学科生109名・理学療法学科生33名・作業療法学科生31名の2年次学生の合計600名が学部混成の72グループ（1グループ8～9名）に分かれて，臨床的なシナリオを用いた4学部連携PBLを実施した．eポートフォリオシステムに提出された学生の「振り返りシート」と「成長報告書」をグラウンデッド・セオリー・アプローチの手法で質的に解析した．その結果得られた学習成果を**図9**に示す[6]．

6) 今後の課題と展望

　eポートフォリオ作成の目的とその意義を学生に理解させるためのオリエンテーションのさらなる充実，および教員を対象にフィードバックの行い方に関するFDを推進する必要

性があると考えられる[4,5].

　e ポートフォリオを書く際には，将来よい医療人になるために，現在の自分のありのままの姿をポートフォリオに書くように学生に指導を行うことが重要である．学生に真の姿を吐露させるためには，学生に対するガイダンスの実施と学生と教員との信頼関係が重要で，コンピテンシーを卒業までに必ず身につけられるように指導することを学生に約束するという意識を全教員が共有しなければ，ポートフォリオという学生と教員との共同作業は決して実を結ばないと考える[7,8].

　本学では理事長，学長の指導下，建学の精神である「至誠一貫」を体現できるように，大学全体でチーム医療教育を推進している．また学生に対する指導を徹底するために，全学で指導担任制度を実施し，教授・准教授を中心に各教員が 4 〜 8 名程度の学生に対して，主に学業成績や出欠席などの学生情報を基に対面指導を行っている．e ポートフォリオシステムと対面指導を組み合わせることにより，指導担任は学生の普段の学びの様子を把握することができ，各教科の指導教員と連携してさらなる教育効果を上げることができると考える．

■ 文　献

1　片岡竜太. 歯学教育の授業. Web を活用した PBL テュートリアル授業 . p.256-259. 大学教育への提言,ファカルティ・デベロップメントと IT 活用,2006 年度版 私立大学情報教育協会.

2　馬谷原光織，片岡竜太・他．Web ベース PBL 支援システムが 1 年次医学・歯学・薬学・保健医療学部横断 PBL における自己主導型学習へ及ぼす教育効果について．日歯教育医学会誌 2009；25：47-53.

3　大林真幸，馬谷原光織，片岡竜太，高宮有介，鈴木雅隆，鈴木久義，佐藤満，中村明弘，戸部傲，山元俊憲，木内祐二．薬・医・歯・保健医療学部横断 PBL における自己主導型学習 IT 活用．教育方法研究 2009；12：1-5.

4　Driessen E., Tartwijk J.V., Vlueten C., Wass V. Portfolios in medical education: why do they meet with mixed success? A systematic review. *Medical education* 2007；41：1224-1233.

5　片岡竜太 ,馬谷原光織 ,鈴木雅隆 ,倉田知光 ,小倉浩 ,田中一正 ,高木康 ,木内祐二 ,下司映一 ,鈴木久義．医系総合大学における電子ポートフォリオシステムの構築とその活用．ICT 活用教育方法研究 2011；14：1-5.

6　榎田めぐみ，片岡竜太，鈴木久義，今福輪太郎，小倉浩，刑部慶太郎，松木恵里，下司映一，木内祐二，高木　康．臨床シナリオを用いた学部連携 PBL チュートリアルの多職種連携教育における有用性の検討．保健医療福祉連携 2015；8：10 〜 19.

7　片岡竜太，越野寿，豊下祥史，城茂治，弘中祥司，佐々木勝忠．地域のチーム医療，在宅チーム医療で活躍できる歯科医師の養成．保健医療福祉連携 2015; 8: 38-50.

8　小倉浩，刑部慶太郎，片岡竜太，鈴木久義，今福輪太郎，榎田めぐみ，木内祐二，田中一正，倉田知光．医系総合大学における初年次専門職連携教育の教育効果．保健医療福祉連携 2016; 9: 29-38.

5

看護師卒後教育における e ポートフォリオの導入

■ 1. はじめに

　ポートフォリオとは，これまでの自分の仕事や実績を伝えるツールとして使われ，「数値化できない評価」を可能とするものとして医療界でも注目され，活用されている．看護界でも 2008 年に制定された新人看護職員研修ガイドラインにおいて，自らの目標をもち，獲得した能力や成果を蓄積するために，ポートフォリオの利用が効果的であるとされ，看護師卒後教育におけるポートフォリオの活用の実際が報告されている．

　東京大学医学部附属病院看護部（以下，当院）では，期待する看護職像を定め（**表 1**），看護師の教育にあたっている．2010 年，看護師一人ひとりのキャリア形成と，看護実践能力を高めることを目的とし，主体的，かつ継続的に学び続け，またその学びや成長を評価し確認する仕組みとして，キャリアラダー，そして e ポートフォリオを導入した．

　e ポートフォリオでは，各々の看護師がデータを蓄積し可視化できることで，自己の成長過程を客観的に評価し，計画的なキャリアアップが可能となることを目指した．また看護管理者は蓄積されたデータを基に看護師個々のキャリアをサポートし，さらに目標管理，教育計画，評価など部署運営に活用できることを目指した．

　e ポートフォリオ導入に至った経緯としては以下の 3 点が挙げられる．まず，第 1 にこれ

表 1　期待する看護職像

1. 患者の参加を促し、患者の意思を尊重しながら、確かな知識・技術・判断に基づいて、患者の生命力を引き出す看護を提供する。

2. 組織の一員としての自覚をもち、医療チームにおいて互いの能力を最大限発揮できる関係を築き、主体的に責任をもって自らの役割を果たす。

3. 仕事に対する誇りをもち、医療の進歩、社会の変化に対応する高度な専門能力を身につけるために自己研鑽に努める。

（看護部教育マニュアル　キャリア発達支援体制より抜粋）

まで紙運用とされていた評価類，実践能力評価表，コンピテンシー評価・態度評価を電子的に管理し，さらに研修・学会履歴などの個人の業績も合わせて一元化し，業績や評価結果を目標管理に反映させ，成長の過程を可視化するためのシステムが必要であった．第2に1,200名もの看護師のキャリアラダーを有効に運用していくために機能的に管理できるシステムが必要であった．第3に蓄積された全体の統計結果を看護師の人材育成に有効に活用していく必要があった．

■ 2. eポートフォリオの目的

eポートフォリオの目的は以下の3点がある．

1) 各々の看護師は，データが蓄積され可視化できることで，自己の成長過程を客観的に評価し，課題を明らかにし，計画的なキャリアアップを可能とする．
2) 看護管理者は看護師個々のキャリアをサポートし，また目標管理，教育計画，評価など部署運営に活用する．
3) システム化することで紙運用の際の人的・時間的コストを削減し，看護師長は本来の管理業務や人材育成に力を注ぎ，教育担当も教育業務に力を注ぐなどマンパワーの有効活用をする．
（教育担当とは専任の看護師7名からなり，研修の企画・運営・評価，OJTとの連携，新人教育など教育全般に関わる業務を行っている）

■ 3. 当院における教育の全体像

当院の看護師育成のしくみは主に下記の4項目からなっている．

1) キャリアラダー

キャリアラダーとは，レベルIからIVまで看護実践能力を段階的に表し（**表2**），各レベルの目標を達成できるように，研修・実践・評価の過程を繰り返し，看護師個々が成長し，さらに看護の質が向上することを目指したシステムである．レベルを取得するためには，キャリアラダー研修の受講，役割・自己研鑽ポイントの取得，キャリアラダー評価が必要である．

2) 個人目標管理

看護部目標の実現に向けて，効果的かつ効率的に役割や業務を遂行することを促進するために目標管理を行っている．

Ⅲ-2　国内の動向と事例 ｜ 5 看護師卒後教育におけるeポートフォリオの導入　133

表 2　キャリアラダー達成目標

			臨床能力段階			
			レベル I	レベル II	レベル III	レベル IV
			新人レベルであり，指導や教育を受けながら看護実践を行うことができる（新人）	臨床場面において看護実践を一人前に行うことができる（一人前）	優秀な看護実践に加えて，組織的な役割遂行を実践できる（中堅）	臨床場面において卓越した看護実践を行い，組織的にも広範囲な役割を実践できる（達人）
臨床能力項目	看護実践能力	基本的看護技術の提供から特殊・専門的・高度な看護実践を行う能力であり，「看護過程の展開」，「実践」，「評価」，「コミュニケーション」，「看護倫理」，「カンファレンス」から構成される	・手順通りに基本的看護技術が実践できる	・生命力を引き出す看護が担当患者で実践できる	・生命力を引き出す看護実践ができ，スタッフに共有化することができる	・生命力を引き出す看護実践を，チーム内で共有化することができる
	組織的役割遂行能力	看護チームなどの最小組織から看護部，東大病院での役割遂行能力であり，「安全」，「経済性」，「役割」から構成される	・看護部組織の一員としての自覚をもち，チームメンバーとして助言を受けながら業務を遂行できる	・看護部組織の一員としての自覚をもち，日々のリーダーとしての役割を遂行できる	・多職種の役割を理解し，連携することができる ・看護部の役割を理解し，与えられた役割を遂行することができる	・リーダーシップを発揮し，部署の課題達成のための行動がとれる
	自己教育	技術専門職として自己の技能を高め，さらに看護への科学的追求を行う能力であり，「自己教育」から構成される	・自己の課題を明確にし，指導により課題達成に向けた行動がとれる	・自己の課題を明確にし，課題達成に向けた行動がとれる	・継続的に新しい知識を獲得し，スタッフに伝達することができる	・獲得した知識や研究結果を実践にいかし，さらに課題設定し取り組むことができる
キャリアラダーレベル別研修		各レベルの目標を達成できるように取り組む研修。レベル I・II は必須レベル III・IV自己申請制	レベル I-A： 　観察・AED・BLS レベル I-B： 　褥瘡対策・清潔操作 レベル I-C： 　社会人に求められる基本姿勢	レベル II-AB： 　看護過程の展開病院経営 　看護倫理，メンバーシップ レベル II-CD： 　看護実践 リーダーシップ 　文献活用	コミュニケーション1・2 　アサーション 合意形成 看護倫理 1・2 　患者・家族の意思決定手段 看護研究 1・2・3 　概念図の作成 クリティーク　発表	マネジメント1・2： 　リーダーシップとマネジメント 　問題解決技法 　院内留学研修 　病院経営 看護研究 1・2
役割自己研鑽ポイント		各レベルの目標を達成できるように取り組む。部署での役割や受講した研修に応じてポイントが付与される	自己研鑽 5：役割 0	自己研鑽 10：役割 2	自己研鑽 15：役割 10	自己研鑽 15：役割 15

「長期目標」・「達成目標」で構成され，「長期目標」欄には，中・長期的視点で「患者に対しどのような看護をしたいのか」「組織の中でどのような成果を示したいか」を記載し，「達成目標」欄には，それぞれの長期目標に対して今年度はどのように行動するかを記載する．年度の初めの5月に達成目標の設定，計画の立案，9月〜10月に中間評価，1〜2月に最終評価を行う．

3) キャリアラダー評価・態度評価・コンピテンシー評価（職務行動評価）

自己の課題を明確にし，主体的に能力開発を行うために職務行動評価を行う．看護師は実践能力の評価としてキャリアラダー評価，態度評価，副看護師長以上の管理職はコンピテンシー評価を行う．個人目標管理と同時期に中間評価，最終評価を行う．

4) 新人チェックリスト

看護師にとって必要な基本的な看護技術を一通り習得できるよう，主に卒後1年目から3年目の看護師が使用する．厚生労働省より提示されたガイドライン指定項目を網羅するよう，当院のルール，看護技術の手順など164項目から構成されている．

■ 4. eポートフォリオの機能

eポートフォリオは，Web上のシステムであり，院内からも自宅からもアクセスが可能である．eポートフォリオ内は個人のプロフィール，評価結果などが掲載されるために，SSLによる暗号化通信を行い，またデータベース内のパスワードもMD5のハッシュ値で管理することで万が一のパスワード漏洩に備えるなど，セキュリティを強化している．

当院の看護師全員にログインID，パスワードが付与され，ログインページにアクセスし，個人のログインID，パスワードを入力する（**図1**）．システム管理者が配属部署，役職などの固有情報を事前に登録し，役割に応じた画面が表示されるようになっている．人事管理を行うシステムのデータをeポートフォリオに定期的に同期させることで，入退職，院内異動に対応している．異動の際は前後1カ月，両部署の看護師長に異動となった看護師の画面が表示されるようになっている．

eポートフォリオの機能は，「お知らせ」「プロフィール」「研修」「自己研鑽・役割」「キャリアラダー評価表」「態度評価表・コンピテンシー評価表」「新人受入体制評価表」「新人・経験者チェックリスト」「個人目標管理」から構成され，登録と閲覧の権限がある．看護師長には「研修管理」「担当看護師」の画面もあり，部署の看護師全員の研修管理，および業績・評価を閲覧入力する権限をもつ（**表3**）．キャリアラダーに登録（エントリー）することで，各自のレベルのキャリアラダー研修が表示され，自己研鑽・役割ポイントの換算が開始する．また育児・介護休業，病気・就学休職中は，中断することも可能である．

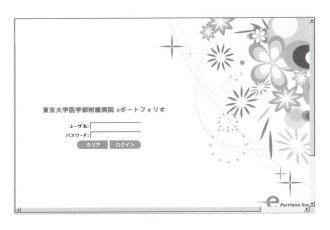

図1　ログイン画面

表3　機能一覧

	看護師 登録	看護師 閲覧	看護師長 登録	看護師長 閲覧	教育担当 登録	教育担当 閲覧
お知らせ		○		○	○	○
プロフィール	○	○	○	○	○	○
研修リスト：①申し込み／承認	○	○	○	○		○
②課題提出／承認	○	○	○	○		○
③アンケート・振り返り	○	○				○
役割・自己研鑽	○	○	○	○		○
態度評価・コンピテンシー評価			○	○		○
キャリアラダー評価	○	○	○	○		○
個人目標管理			○	○		
新卒者チェックリスト	○	○		○		○

■ 5. e ポートフォリオの運用

主な機能の運用方法について紹介する．

1) お知らせ機能

教育担当から各研修の申し込み時期，研修課題の提出方法，提出期限などを部署に看護

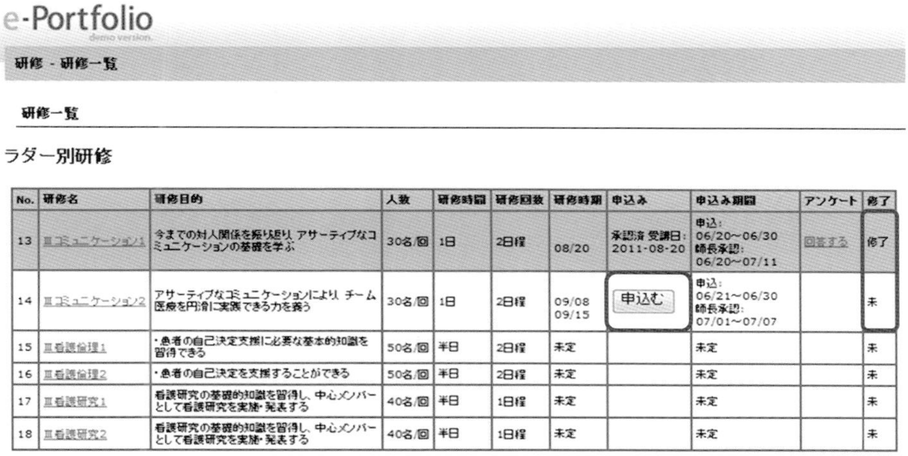

e-Portfolio
demo version.

研修 - 研修一覧

研修一覧

ラダー別研修

No.	研修名	研修目的	人数	研修時間	研修回数	研修時期	申込み	申込み期間	アンケート	完了
13	ⅢコミュニケーションⅠ	今までの対人関係を振り返り,アサーティブなコミュニケーションの基礎を学ぶ	30名/回	1日	2日程	08/20	承認済 受講日 2011-08-20	申込：06/20~06/30 師長承認：06/20~07/11	回答する	修了
14	ⅢコミュニケーションⅡ	アサーティブなコミュニケーションにより チーム医療を円滑に実現できる力を養う	30名/回	1日	2日程	09/08 09/15	申込む	申込：06/21~06/30 師長承認：07/01~07/07		未
15	Ⅲ看護倫理1	・患者の自己決定支援に必要な基本的知識を習得できる	50名/回	半日	2日程	未定		未定		未
16	Ⅲ看護倫理2	・患者の自己決定を支援することができる	50名/回	半日	2日程	未定		未定		未
17	Ⅲ看護研究1	看護研究の基礎的知識を習得し,中心メンバーとして看護研究を実施・発表する	40名/回	半日	1日程	未定		未定		未
18	Ⅲ看護研究2	看護研究の基礎的知識を習得し,中心メンバーとして看護研究を実施・発表する	40名/回	半日	1日程	未定		未定		未

・看護師が研修を申し込む→看護師長の画面に反映し,日程を割り振る→研修日の決定
・研修に出席,課題提出をもって,研修を修了とみなす(修了した研修のセルの色はピンクに変わる)

図2　研修一覧（看護師画面）

師全員にお知らせすることができる.

2）プロフィール

学歴・職歴・院内の異動歴などを各自が入力する. またキャリアラダーの登録, 認定申請などの申し込み, また静脈注射の試験結果が入力できるようになっている.

3）キャリアラダー研修

看護師は Web 上から研修の受講の申請, 課題の提出, 研修後のアンケート・研修振り返り用紙の提出をすることができる. 研修の申し込み時期になると申請ボタンが表示され, 申請したことが看護師長の画面に反映し, 看護師長は勤務シフトを考慮し, 日程を割り振り, 登録することができる（**図2**）. 看護師長が割り振った結果は瞬時に教育担当の画面に反映される. また研修前後の課題も看護師は Web 上で看護師長に提出し, 看護師長が提出した課題を確認し, 承認することで,「承認済み課題」となって教育担当の画面に反映される（**図3**）. 看護師は作成途中の課題など, 一時保存が可能である. 研修後のアンケート, 研修振り返り用紙も受講者が登録でき, 結果が教育担当の画面に反映される.

研修の規定時間数以上の出席, 課題提出をもって, 研修修了となり, 教育担当が修了を設定する. 受講者の画面は「修了」と表示され, 修了した研修のセルの色が白からピンクに変化する（**図2**）. 研修修了はキャリアラダー取得の条件の1つとなっている.

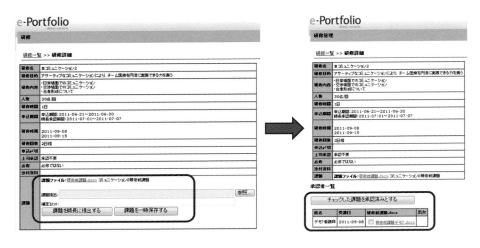

図３　課題提出（看護師画面）→　課題承認（師長画面）

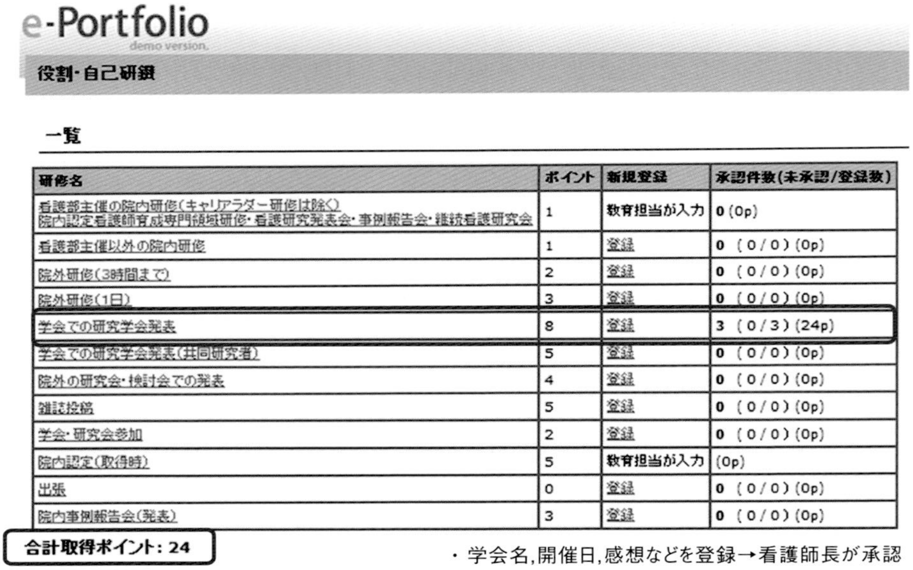

研修名	ポイント	新規登録	承認件数(未承認/登録数)
看護部主催の院内研修（キャリアラダー研修は除く） 院内認定看護師育成専門領域研修・看護研究発表会・事例報告会・継続看護研究会	1	教育担当が入力	0 (0p)
看護部主催以外の院内研修	1	登録	0 （0/0）(0p)
院外研修(3時間まで)	2	登録	0 （0/0）(0p)
院外研修(1日)	3	登録	0 （0/0）(0p)
学会での研究学会発表	8	登録	3 （0/3）(24p)
学会での研究学会発表(共同研究者)	5	登録	0 （0/0）(0p)
院外の研究会・検討会での発表	4	登録	0 （0/0）(0p)
雑誌投稿	5	登録	0 （0/0）(0p)
学会・研究会参加	2	登録	0 （0/0）(0p)
院内認定(取得時)	5	教育担当が入力	(0p)
出張	0	登録	0 （0/0）(0p)
院内事例報告会(発表)	3	登録	0 （0/0）(0p)

・学会名,開催日,感想などを登録→看護師長が承認
→ポイントが付与→合計取得ポイントが表示

図４　自己研鑽一覧画面

4) 自己研鑽・役割

自己研鑽は院内外の研修の参加，学会参加，学会発表など自己の業績を登録し，蓄積することができる．参加した研修・学会などを登録し，看護師長が承認することでポイントが付与される（**図４**）．役割では新人看護師の指導役のプリセプター，学生の臨床実習指導，

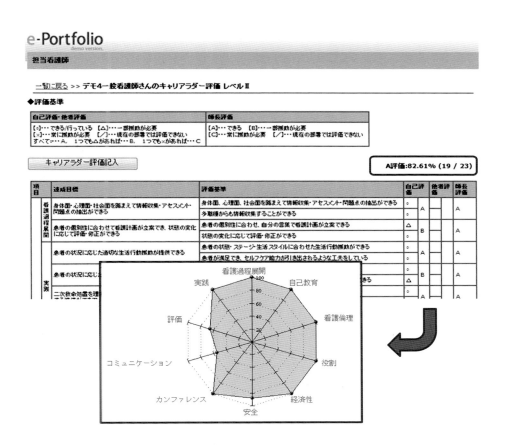

図5 キャリアラダー評価表（看護師画面）

部署の係，委員会活動などの役割の登録ができ，師長が承認することでポイントが付与される．

項目ごとにポイント数が定められており，既定のポイント数を貯めることがキャリアラダー取得の条件の1つとなっている．看護師長は部署のスタッフの研修参加，学会参加，学会発表などの業績を把握することができ，教育担当は全看護師の業績を把握することができる．

5) キャリアラダー評価表

ラダーのレベルに応じたキャリアラダー評価表が定められており，看護師本人による自己評価，主任副看護師長による他者評価，看護師長による最終評価で評価する．ABCが評定基準となっており，看護師長が最終評価を登録すると，結果が自動計算され，A評価の％が表示される．また評価結果がレーダーチャートとして表示される（図5）．

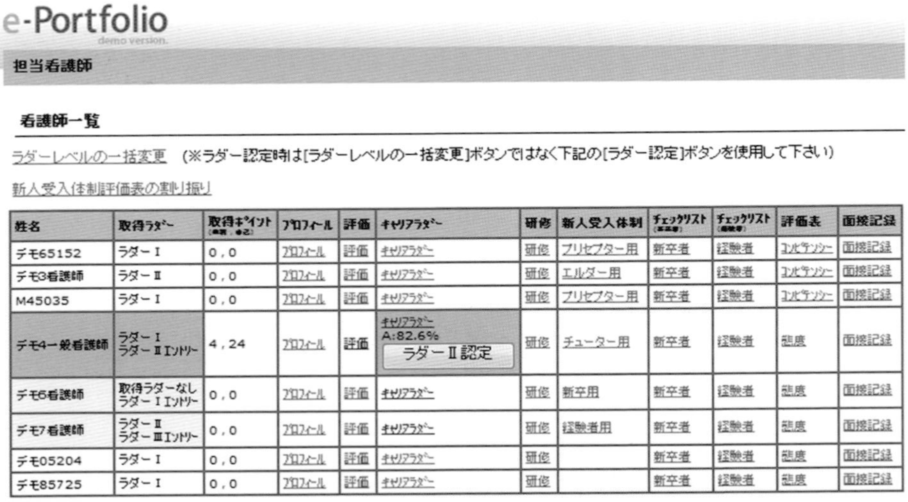

e-Portfolio demo version.

担当看護師

看護師一覧

ラダーレベルの一括変更　（※ラダー認定時は[ラダーレベルの一括変更]ボタンではなく下記の[ラダー認定]ボタンを使用して下さい）

新人受入体制評価表の割り振り

姓名	取得ラダー	取得ポイント	プロフィール	評価	キャリアラダー	研修	新人受入体制	チェックリスト(新卒)	チェックリスト(経験)	評価表	面接記録
デモ65152	ラダーI	0,0	プロフィール	評価	キャリアラダー	研修	プリセプター用	新卒者	経験者	コンピテンシー	面接記録
デモ3看護師	ラダーII	0,0	プロフィール	評価	キャリアラダー	研修	エルダー用	新卒者	経験者	コンピテンシー	面接記録
M45035	ラダーI	0,0	プロフィール	評価	キャリアラダー	研修	プリセプター用	新卒者	経験者	コンピテンシー	面接記録
デモ4一般看護師	ラダーI ラダーIIエントリー	4,24	プロフィール	評価	キャリアラダー A:82.6% [ラダーII認定]	研修	チューター用	新卒者	経験者	態度	面接記録
デモ6看護師	取得ラダーなし ラダーIエントリー	0,0	プロフィール	評価	キャリアラダー	研修	新卒用	新卒者	経験者	態度	面接記録
デモ7看護師	ラダーII ラダーIIIエントリー	0,0	プロフィール	評価	キャリアラダー	研修	経験者用	新卒者	経験者	態度	面接記録
デモ05204	ラダーI	0,0	プロフィール	評価	キャリアラダー	研修		新卒者	経験者	態度	面接記録
デモ85725	ラダーI	0,0	プロフィール	評価	キャリアラダー	研修		新卒者	経験者	態度	面接記録

- 看護師がキャリアラダーの認定申請→看護師長画面では申請者のセルがピンク色に変化キャリアラダー評価でA評価80%→認定ボタンの表示→認定ボタンを押す
  →取得ラダーは「ラダーII」，ポイントは0，研修・評価表はレベルIIIへと変化する

図6　キャリアラダーの認定（師長画面－担当看護師一覧）

6) キャリアラダーレベル認定申請から認定までの流れ

　研修修了，自己研鑽，役割について既定のポイント数の取得により認定の申請をすることができる．看護師が認定の申請をすると，看護師長の画面では申請した看護師のセルが水色からピンク色に変化し，識別することができる．キャリアラダー評価の結果，A評価が80%以上でキャリアラダーの各レベルの目標が達成されたことになり，看護師長の画面に認定ボタンが表示され，押すことで認定とみなされる．その結果，看護師の画面は「レベル○取得」と表示され，1つレベルが上のキャリアラダー研修，評価表が表示され，さらにポイント数がリセットされて新たに換算を始める状態に変化する（**図6**）．

7) 個人目標管理

　看護師は長期目標，今年度の目標，達成手段・方法，中間評価，最終評価を入力することができる．また管理者は他者評価，二次評価を入力することができる．

8) 態度評価・コンピテンシー評価

　態度評価・コンピテンシー評価では，自己評価を入力すると，管理者による他者評価，総合評価を入力することができる．総合評価の結果がレーダーチャートとして表示される．

9) 新人チェックリスト

　厚生労働省のガイドライン指定項目には★マークをつけ，必ず習得すべき看護技術であ

ると意識付けを図っている．入職から6カ月，12カ月，2年，3年目にチェックをし，12カ月までに到達できた項目はセルが水色となる．2〜3年目に再チェックをし，到達できた項目はピンク色に変化し，色を変化させることで達成度を分かりやすくしている．

10) 蓄積されたデータの統計

　研修受講者が研修後に入力したアンケート，振り返りが集計される．またキャリアラダーのエントリー者，認定者も一覧に表示される．全看護師が参加した院外研修や学会名が表示され，それぞれの参加者数の出力も可能である．またキャリアラダー評価表・チェックリストの結果も出力が可能である．

■ 6. eポートフォリオの効果

　当院での導入後5年が経過し，評価を行う時期には，一日あたりのアクセス数が10,000件を超えるとの報告を受けている．2014年，効果と課題を明らかにするためにアンケート調査を行った．看護師は『データが蓄積することで，自己の実践能力の変化が把握しやすくなったか』という設問に対して「そう思う」「まあまあ思う」と75.4％が回答した．また管理者も77.5％がスタッフの実践能力を把握しやすくなったと回答していた．

　また『蓄積された成果物を確認することで，自己の成長を感じることはあるか』という設問に対して看護師は「そう思う」「まあまあ思う」と65.4％が回答しており，また管理者は79.5％がスタッフの成長を感じることができると回答していた．「キャリアに関することがまとめられており見やすい」，「自己の成長や成果を可視化しやすいので，モチベーション向上に繋がる」という意見が聞かれている．

　管理者からも「研修の参加などの蓄積されたものが一目でわかり，異動になっても，スタッフの評価がしやすい」などの意見が聞かれており，看護師の成長を可視化するツールとして有効であることが明らかとなった．また紙媒体で保存した頃より，格段に管理しやすくなったとの意見も聞かれている．一方で「eポートフォリオを有効に活用する知識が不足していると感じた」などの意見から，便利なツールと捉えているが，ポートフォリオ本来の目的が理解されていないことも考えられた．

　また院外からのアクセスが可能なため，研修の申し込みや課題提出を自宅からもできるようになり，自宅で課題に落ちついて取り組めるなどの意見も聞かれている．とくに育児のために時間短縮勤務している看護師にとって効果的なツールとなっている．

　教育担当では研修のアンケートの結果，各種評価類の結果が瞬時に集計されるため，全体の傾向を把握しやすくなり，それらを人材育成に活用できるようになった．とくに基本的な看護技術については，ルールの理解度，習得率を把握でき，1年目，2〜3年目の看護師の技術教育に活用できている．

Ⅲ-2　国内の動向と事例｜5看護師卒後教育におけるeポートフォリオの導入　　141

表4　eポートフォリオ導入後の変化

1. 実践能力の変化が把握しやすくなる

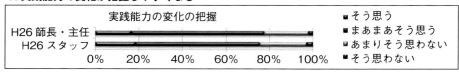

2. 成長を感じる

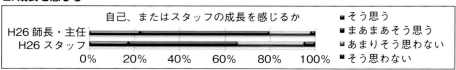

　eポートフォリオは各自が目標を掲げ，それぞれが日頃の看護実践，研修・学会などから学び，評価し自己の課題を見つけ，改善に向けて行動する，といったPDCAサイクルを回せるシステムとなった．

　eポートフォリオが，単なる情報の蓄積のツールとしてではなく，プロセスを可視化し，数値化できないプロセスを評価するものであること，さらに蓄積されているデータにより成長を確認するツールであるという，ポートフォリオ本来の目的をさらに周知していく必要がある．またシステム面においても，日々の看護実践の1コマ，事例，学会発表の内容なども蓄積できる機能を追加していく必要がある．

　電子媒体であることから膨大なデータが蓄積されているが，十分に有効活用しているとはいえない．データを看護部全体，そして各部署が，客観的な指標としての評価に活用し，人材育成や部署運営に繋がることが今後の残された課題である．

■文　献

1 鈴木敏江．ポートフォリオとプロジェクト学習，医学書院，東京，2010．

まとめ

課題と展望

　会場の暑さが今でも語り草になっている第45回日本医学教育学会大会（千葉，2013年7月26日，27日）において「eポートフォリオ－学習成果基盤型教育における振り返り・形成的評価の手段として－」をテーマとするモーニングセミナーが開催された．午前8時からの開始であったが，120名の会場がスタート時には既に満員となっており，やはり暑かった．このセミナーは当時教室員であった前田崇特任助教（現北里大学）と東京医科大学のブルーヘルマンス准教授が協働して企画した．それぞれ千葉大学医学部と東京医科大学におけるeポートフォリオの紹介であったが，自己主導型学習，コンピテンシー，6年一貫ポートフォリオ，Moodleなどのキーワードが共通していた．このセミナーが端緒となって本書が企画された．

　本書はI. 理論編，II. 実証研究のレビュー編，III. 実践編の三部構成からなっている．理論編では，eポートフォリオの前段として医学教育におけるeラーニング，ポートフォリオの教育・学習の理論的背景，ポートフォリオ評価法について，それぞれ専門的な立場から解説されている．実証研究のレビュー編では，ポートフォリオの医学教育への導入から始まり，関係する論文から見出されるエビデンスについてのレビューが行われている．実践編では，医学教育分野でのポートフォリオの先進国であるオランダ，イギリス，アメリカの事例紹介，国内における動向と事例として千葉大学医学部，薬学部，専門職連携教育，昭和大学，東京大学医学部附属病院看護部での実践が紹介されている．

■ 課　題

　ポートフォリオ，eポートフォリオは種々の教育・学習理論から導かれる論理的正当性と医学教育の質保証を重視する最近のトレンドから，近年，医学教育分野での関心が高まってきた．千葉大学医学部における取り組みは「III-2-1 千葉大学医学部におけるeポートフォリオの運用と実際」で紹介されているが，理論通りの成果が得られている訳ではない．その原因として3つの課題が指摘されている，1）eポートフォリオ利用環境，2）eポートフォリオ利用体制，3）eポートフォリオシステム運用．ポートフォリオ（eポートフォリオ）の導入，普及に実際に関わった者として私がとくに重要と感じている課題は2）eポートフォリオ利用体制である．学生，教員が共にポートフォリオの有用性を十分に理解し，日

常的・習慣的にそれを活用でき，それがないと気持ちが悪いと感じるくらいの習熟度を達成できて初めて理論通りの成果が期待できる．

「有用性の十分な理解」，「日常的・習慣的な活用」，「活用によるメリットの実感（それがないと気持ちが悪い）」これらを導入，普及の各段階で確実に達成していくことが課題の解決に繋がる．取り組みでも述べられているようにメンター（チュータ）の役割が重要であり，ポートフォリオ評価，フィードバックなどを通して学生をファシリテートしながら，ゴールまで伴走できるスキルと熱意が求められる．メンターの負担を軽減し，遣り甲斐を感じられるような体制の構築が必要になる．

■ 展　望

「Ⅲ-1 医学教育における海外のeポートフォリオの動向－イギリス，オランダ，アメリカを事例として－」で述べられているように欧米の医学教育先進国では，機関横断型でキャリア縦断型の統合型eポートフォリオシステムが構築されている．卒前教育（高大接続を含む），卒後研修，専門研修，生涯教育のキャリア形成の縦軸と大学間，臨床研修・専門研修施設間，専門学会間などの横軸が繋がる統合的なeポートフォリオシステムがわが国では想定される．これを各機関が独自のシステムで運用するとすれば，ヒト・モノ・カネのロスが多くなることは明らかである．例えば，全国医学部長病院長会議などが中心となって統合型eポートフォリオシステムを構築できれば，卒業生の長期にわたるキャリア形成を各大学，研修病院が把握できるようになる．その情報により各医育機関は教育の説明責任を果たし，医学教育や臨床研修を改善することも可能になる．eポートフォリオを利用する学習や評価のメリット，デメリットを慎重に検討した上で諸外国の取り組みを参考としながら，その導入を検討すべき時期にきているのではないだろうか．

■ 最後に

本書を通してeポートフォリオに関する理解が深まり，わが国の医学教育，臨床研修，専門研修，生涯教育がさらに進化し，改善することを期待します．本書の執筆にご協力いただいた先生方，並びに編集にお骨折りをいただいた篠原出版新社の井澤泰さんに心から感謝申し上げます．本書を今後さらによいものにしていくために，お読みいただいた皆様からご意見，ご要望をお聞かせいただければ幸いです．

2017 年 3 月 29 日

編著者　田邊 政裕

索　引

和　文

あ

アウトカム　49
アウトカム基盤型教育　47
アクティブ・ラーニング　114
アセスメント・ポートフォリオ
　　59
新しい能力　46
アーティキュレーション　35
アプリ　10
アメリカ　80

い

医学　126
医学教育　iv , 59
医学教育質保証検討委員会
　　iv
医学教育制度　80
医学教育分野別評価基準日本版
　　iv , 77
医学部　80, 114, 130
イギリス　80
医師国家試験　84
医師のリバリデーション　80
亥鼻 IPE　114
意味ネットワークモデル　25
医療専門職教育　iv
医療の質保証　47

う

ウィキペディア　9
ウィギンズ　44

え

エクスプロレーション　35
閲覧サイト　122
遠隔教育　4

お

オペラント条件付け　24
オランダ　80

か

概略評価　66
学士課程　85
学習　23
学習アウトカム　108
学習管理システム　12
学習・教育の質保証・質向上
　　40
学習経験・成果　v
学習成果基盤型教育　143
学習プロセスモデル　31
学習ポートフォリオ　121
学習目標　16
拡張型組み合わせ選択問題
　　66
学部連携 PBL チュートリアル
　　121
可視化　133
家庭医　80
活性化拡散モデル　26
紙ばさみ　vi
カリキュラム・マップ　50
感覚記憶　25
看護学部　114
看護師　133

き

看護実践能力　132
看護部　133
観察評価　106

規準関連妥当性　41
客観主義的学習理論　22
客観的臨床評価試験　106
キャリアラダー　132
教育成果　iv
教育・学習理論　22
教授　22
教授方法　6

く

クラウドコンピューティング　11
クリニカル・クラークシップ　85
グローバルスタンダード　iv

け

形成的評価　40, 91, 99, 143

こ

構成概念妥当性　41
構成主義　22, 44
構成主義的学習理論　22
公正性　41
構成的応答問題　66
高大接続　144
行動主義　22, 44
項目別評価　66
国際基準の分野別認証制度
　　iv
国際的認証　48

コーチ　vi
コーチング　35, 60
コミュニケーション　46
コミュニケーション能力　99, 121
コンピテンシー　v, 49, 143
コンピテンシー基盤型教育　47
コンピテンシー基盤型のカリキュラム　85
コンピテンシーに対する評価方法　87
コンピテンシー評価　135
コンピテンシー・マネジメント論　50
コンピテンシーモデル　85
コンピテンス　49
コンピュータ　3
コンピュータ支援教育　6
コンピュータ支援共同学習　6
コンピュータリテラシー　18

＝さ＝
作業療法学科　130

＝し＝
歯学　126
歯学教育　121
資格更新　80
歯学部　130
自己学習能力　99
自己研鑽　133
自己主導型学習　22, 40, 59, 99, 114, 143
自己評価　v
自己評価能力　121, 127
実行可能性　41, 104
質保証　80
社会構成主義　44
社会的構成主義　22

修士課程　85
十全的参加　34
柔軟型・分散型学習　4
授業評価　19
出席率　19
生涯学習　59
生涯学習能力　iv, 121
生涯教育　v
生涯教育のキャリア形成　144
状況に埋め込まれた活動　34
ショーケース　vi
ショーケース・ポートフォリオ　79, 80, 83, 90
初年次体験実習　121
情報技術　8
情報通信技術　8
情報リテラシー能力　121
事例基盤型学習　12
真正性　46
真正の学習　77
真正の評価　40, 77
診断的評価　40
信頼性　41
診療現場で評価　43

＝す＝
スキャフォルディング　35
スクリヴァン　40
スペンサー＆スペンサー　50
スマートフォン　4
スマホ　4

＝せ＝
省察　v, 22, 45
省察的実践家　29
正統的周辺参加　34
世界医学教育連盟　77
全国医学部長病院長会議　iv, 144
専門医研修　80, 85

専門研修　v, 144

＝そ＝
総括的評価　40, 61
相互評価　v
卒後研修　iv, 80, 86, 144
卒前教育　80, 85, 144

＝た＝
対人関係能力　46
妥当性　41
タブレット端末　10
短期記憶・作業記憶　25

＝ち＝
チーム医療教育　121
チームワーク　46
チューター　vi
長期記憶　25

＝つ＝
通信教育　4

＝て＝
デジタル世代　13
電子掲示板　8

＝と＝
洞察　25
飛ぶノート　102

＝な＝
内容妥当性　41

＝に＝
ニーズ評価　16
日本医学教育評価機構　77
ニュー・パブリック・マネジメント　47
認証評価　iv

認知主義　22, 44

の

能動学習　19

は

バーチャル患者　12
発達の最近接領域　32
反転授業　19

ひ

比較可能性　43
評価者間信頼性　65
標準テスト　45

ふ

ファシリテイター　vi
フィードバック　24, 41, 59,
　85, 91, 103, 108, 122, 144
フェーディング　35
振り返り　59, 122, 143
ブルーム　40
ブレンド型学習　4
ブログ　4
プログラム学習　24
プロフェッショナリズム
　　　　　　　　iv , 47, 59

へ

米国医療の質委員会　47
米国科学アカデミー医学研究
　所　47
併存的妥当性　42, 66
変容的学習　31

ほ

保健医療学部　126
保健医療学部看護学科　130
ポスト近代型能力　47
ポートフォリオ

iv , 22, 40, 45, 59, 79, 106, 114,
121, 132, 143
ポートフォリオ評価　v , 84,
　144
ポートフォリオ評価法　40,
　143

む

ムークス　19

め

メタ解析　62
メタ認知能力　23
メンター　vi , 60, 62, 83, 144
メンター制　84, 103
メンタリング　82

も

目標設定能力　127
問題解決能力　99

や

薬学　126
薬学教育　107
薬学部　107, 114, 130

ゆ

ユビキタス　4

よ

予測的妥当性　42

ら

ラーニング・ポートフォリオ
　　　59, 79, 80, 81, 82, 83, 90
ランダム化試験　62

り

理学療法学科　130
リーダーシップ　46

リフレクション　35, 45, 80,
　114
リフレクティブ・ポートフォ
　リオ　59

る

ルーブリック　48

欧　文

A

AAMC　86
ACGME　87
Accreditation for Graduate
　Medical Education　87
active learning　19
authentic assessment　43

B

Barrett　80
behaviorism　22
Belcher　83
Bologna 宣言　84

C

CAI　6, 24
Camp　63
CanMEDS　85
Carraccio　62
Case-Based Discussion　82
CBT　24
Clay　59
Clinical Clerkship　98
cognitive apprenticeship　35
cognitivism　22
Collins　26
Collins らの認知的徒弟制　33
Community of Practice　34

comparability 43
concurrent validity 42
constructivism 22
construct validity 41
content validity 41
Craik 25
Cranton 31
criterion-related validity 41
CRQ 66
CSCL 6

D

Davis 65
Dewey 27
Direct Observation of Procedural Skills 82
DOPS ⅴ, 82
Driessen 60, 84
Dundee 大学 81

E

e ポートフォリオ ⅵ, 22, 48, 59, 67, 77, 90, 97, 106, 121, 132, 143
e メール 3
e ラーニング ⅵ, 4, 143
ECFMG ⅳ, 48
e-learning 114
e-learning システム 114
EMI 66
EPASS 85, 90
e-portfolio 114
equity 41
ERAS 88
Eric 63

F

Facebook 9, 90
FD 103
feasibility 41

Finlay 62
flipped classroom 19
formative evaluation 40
Foundation Programme 82
Foundation Training 80
Friedman Ben Davit 66, 67
FSMB 86
full participation 34
Fung 68

G

Gagne 26
General Competency 87
General Medical Council 80
General Practitioner 80
GMC 80
GP 80

H

Hambleton 65
Herman 65
Holbmoe 67
HTML 3

I

i-Folio 114
Instagram 9
IPE 99, 119
IT 8
IT スキル 79
ICT 8, 104

J

Jarvis 28

K

κ 係数 66
Kentucky 65
knowing-in-action 29
Köhler 25

Kolb 28
Kolb の経験的学習 ⅴ
Koretz 65, 67

L

Lave と Wenger の実践共同体 33
LCME 87
Legitimate Peripheral Participation 34
Lewin 30
LINE 9
Linn 67
LMS 12, 97
Loftus 26
Lonka 66

M

Mahara 97, 114
MCAT 86
MCQ で形成評価 15
Medical Council 84
Medical School 80, 86
Mezirow 28
Miller 25
Miller のピラミッド ⅴ, 98
mini-CEX ⅴ, 82, 85
mini-Clinical Evaluation Exercise 82
mixi 9
MMC 82
Modernising Medical Careers 82
MOOCs 19
Moodle 16, 97, 114, 143
Multi-Source Feedback 82

N

NBME 86
NHSe ポートフォリオ 82

148

NPM 47

O
objectivism 22
OSCE 62, 106
Outcome 87

P
Pavlov 24
PBL チュートリアル 99
pdf2submission 102
Pearson 63
PHS 10
Piaget 27
Pitts 66
Pittsburgh 65
Pivio® 89
P-MEX 50
Powerpoint 17
predictive validity 42
PRHOs 81
Problem-Based Learning 99
Progress Test 84

Q
Quillian 25

R
reflection v, 22, 27
reflection-in-action 29
reflective practitioner 29
reliability 41

S
Schön 27, 29
SCORM 17
Self-directed Learning 22
semantic network 25
Shumway 67
situated learning 34

Skinner 24
Skype 9
Snadden 59
SNS 4, 9
social constructivism 22
summative evaluation 40

T
The Professionalism Mini-Evaluation Exercise 50
Thorndike 24
Tochel 67, 68
Tomorrow's Doctor 81
Twitter 9

U
UMeP 82
Undergraduate Medical e-Port-folio 82
University College London 82
USMLE 87
Ustream 9

V
validity 41
Vermont 65
Vygotsky 28

W
Wade 60
Watkins 25
Watson 24
WBA v, 43, 85
WFME iv, 77
Wilkinson 64
Wiki モジュール 97
workplace-based assessment 43, 85
World Federation for Medical

Education 77
world wide web 3

Y
YouTube 9, 90

Z
zone of proximal development 33
ZPD 33

2
2023 年問題 77

3
360 度評価 v, 85

6
6 年一貫教育 121, 122
6 年一貫ポートフォリオ 104, 143

執筆者一覧

監修者：田邊　政裕　（千葉県立保健医療大学）

著　者：大西　弘高　（東京大学大学院医学系研究科医学教育国際研究センター）

　　　　高橋　平徳　（愛媛大学教育・学生支援機構教職総合センター）

　　　　前田　崇　　（北里大学一般教育部）

　　　　伊藤　彰一　（千葉大学大学院医学研究院医学教育研究室）

　　　　岡田　聡志　（千葉大学高等教育研究機構）

　　　　櫻田　大也　（千葉大学大学院薬学研究院社会薬学）

　　　　小嶋　文良　（東北医科薬科大学臨床薬剤学実習センター）

　　　　佐藤　信範　（千葉大学大学院薬学研究院社会薬学）

　　　　朝比奈真由美（千葉大学医学部附属病院総合医療教育研修センター）

　　　　片岡　竜太　（昭和大学歯学部歯科医学教育推進室）

　　　　松田美智代　（東京大学医学部附属病院精神神経科看護部）

（執筆順）

eポートフォリオ
－医療教育での意義と利用法－

定価（本体 2,800 円＋税）

2017 年 4 月 25 日　第 1 版　第 1 刷発行

監 修 者　　　　田邊　政裕 ©

発 行 者　　　　藤原　大

印 刷 所　　　　ベクトル印刷株式会社

発 行 所　　　　株式会社 篠原出版新社

〒113-0034　東京都文京区湯島 2-4-9 MD ビル

電話（03）3816-5311（代表）　（03）3816-8356（営業）郵便振替　00160-2-185375

E-mail：info@shinoharashinsha.co.jp

乱丁・落丁の際はお取り替えいたします。

本書の全部または一部を無断で複写複製（コピー）することは、著作権・出版権の侵害になることがありますのでご注意ください。

ISBN978-4-88412-393-2　Printed in Japan